膝蓋關節痛全圖解

日本膝關節名醫
教你10種護膝運動，
在家就可消除膝蓋痛！

ひざ痛 変形性膝関節症 自力でよくなる！
ひざの名医が教える最新1分体操大全

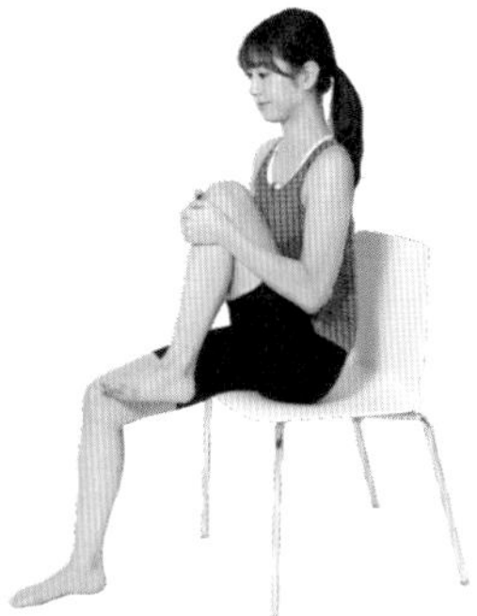

黑澤尚、池內昌彥、渡邊淳也、巽一郎——著 劉格安——譯

前言

每天做一分鐘護膝操，緩解膝蓋疼痛

不曉得翻閱本書的讀者，是否都因為膝蓋痛（退化性膝關節炎）遲遲無法改善，飽受疼痛、腫脹、步行困難等痛苦症狀所折磨？

這類膝蓋痛患者每每前往醫院，最常聽到的一句話就是：「請盡量多休息靜養。」在初期疼痛劇烈時，的確可以建議暫時休息靜養，但假如長期都在休息，支撐膝關節的骨骼、軟骨、肌肉或韌帶（連接骨頭與骨頭的強韌纖維組織）會衰退，導致膝蓋痛演變為慢性病，陷入以下的惡性循環：**「因為會痛，所以不活動」↓「下半身衰退」↓「軟骨持續磨損」↓「疼痛演變為慢性病」**。

我從未對膝蓋痛的患者說要「休息靜養」，反而會對患者說：「請在不會痛的範圍內活動膝蓋。或是，請在不會痛的範圍內盡量走路。」

當然，活動疼痛的膝蓋需要技巧，而那些技巧就是「運動療法」。

本書針對退化性膝關節炎等疾病所造成的膝蓋痛，由一群特別精通運動療法且

具有先見之明的醫師，介紹各種一次只要一分鐘即可完成的護膝操，並詳盡而淺顯易懂地解說每一種體操的做法、重點與效果，讓任何人都能夠輕鬆記憶與實踐。每一項都曾被運用在臨床治療上，效果也都得到世界各地的實證。

此外，本書採用照片圖解，詳細介紹一分鐘護膝操的步驟。每種都很簡單，只要躺著或坐著便可立刻進行。如果找到適合融入自己生活習慣的體操，請務必持之以恆。

在家就能進行的一分鐘護膝操，是一套可以在任何時候做、做幾次都沒關係、想做就可以做的絕佳運動。當然，由於這套運動沒有副作用，因此不僅能與醫院的治療搭配，更可以期待獲得良好的效果。

請試做看看本書介紹的一分鐘護膝操，若能讓各位實際感受到「運動」才是根治膝蓋痛的最佳治療法，筆者將感到無上喜悅。

順天堂大學醫學系骨科學特聘教授　**黑澤尚**

2【前言】每天做一分鐘護膝操，緩解膝蓋疼痛 黑澤尚

序章

我的膝蓋到底怎麼了？

刺痛到無法走路，腫脹又積水！

順天堂大學醫學系 骨科學特聘教授 黑澤尚

9

10 膝蓋痛的原因，高達九成是「退化性膝關節炎」

14 退化性膝關節炎在初期，幾乎不會有任何症狀

18 導致膝蓋痛的原因很多，常見疾病有六種

第1章

九成的膝蓋痛都不需動手術，運動就能改善！

順天堂大學醫學系 骨科學特聘教授 黑澤尚

21

22「膝蓋痛只要休息就會好」是錯誤觀念，會導致軟骨磨損得更快

24 高達九成的膝蓋痛都不需動手術，「運動療法」效果更勝藥物

26 國際骨關節炎研究學會認為，能大幅改善膝蓋痛的運動有三種

30 在不會痛的前提下活動膝蓋，即使發熱或腫脹時也可進行

第2章 強化肌力的重點是鍛鍊大腿「股四頭肌」，「抬腳操」是最簡單的運動

順天堂大學醫學系
骨科學特聘教授
黑澤尚
高知大學醫學系
骨科教授
池內昌彥

33

34 鍛鍊大腿的股四頭肌，能強化膝蓋、預防軟骨磨損
36 做「抬腳操」可強化大腿肌力，即膝蓋伸直、慢慢抬腳十公分
42 開始做抬腳操後，多數人的疼痛會在一到兩週內消失
44 止痛藥及關節注射皆無效，靠抬腳操及減重治好膝蓋痛
46 曾被診斷無法走路的患者，因持續做抬腳操治好疼痛
48 泡澡時可試著活動大腿，能打造強壯的股四頭肌
54 開始做強化大腿肌肉運動後，從不能走路到爬梯參拜神社！

第3章 有氧運動以步行為最佳，但疼痛很強烈時，請從扶桌正踏開始

順天堂大學醫學系
骨科學特聘教授
黑澤尚

55

56 提高膝蓋功能並消除疼痛，以有氧運動最重要
58 膝蓋痛患者不宜過度走路，「扶桌正踏」適合在家練習

61 先練習扶桌正踏，待膝蓋不痛時再開始步行
63 無法跪坐的末期膝蓋痛患者，靠扶桌正踏及走路五千步改善症狀

第4章 入浴時進行一分鐘緩慢屈伸，可擴大膝蓋的可動範圍

順天堂大學醫學系骨科學特聘教授 黑澤尚 65

66 膝蓋愈痛愈需要伸展，可避免僵硬並擴大可動範圍
68 熱敷及緩慢屈伸運動，有效消除膝蓋僵硬

第5章 難以治癒的膝蓋痛找到原因了！滑動膝蓋骨可放鬆髕骨下脂肪墊

千葉大學研究所醫學研究院特聘教授 渡邊淳也 73

74 最新研究發現，膝蓋痛也可能是「髕骨下脂肪墊」所致
78 髕骨下脂肪墊若長期發炎，會使膝蓋的痛感增加
81 按壓髕骨肌腱，可判斷疼痛是否來自髕骨下脂肪墊
84 只要上下滑動膝蓋骨，疼痛就會立即緩和

第6章 膝蓋痛是因為軟骨中的「蛋白聚醣」減少，多做膝蓋輕屈伸可改善

千葉大學研究所醫學研究院特聘教授 渡邊淳也 89

90 增加軟骨中的「蛋白聚醣」，防止膝蓋痛惡化
94 輕輕彎曲再伸直膝蓋，高齡者也能增加軟骨中的蛋白聚醣
100 做膝蓋輕屈伸與計時跨步走後，膝蓋內的蛋白聚醣增加了
102 每天做膝蓋輕屈伸與計時跨步走，減輕膝蓋痛及腫脹
104 退化性膝關節炎患者只做操三個月，蛋白聚醣便不再減少
107 曾以為要換人工關節，練習膝蓋輕屈伸後，能長時間步行了

第7章 每天做「縮起腳趾三秒」，曾被建議動手術的嚴重膝蓋痛消失了！

一宮西醫院人工關節中心長 巽一郎 109

110 練習「縮起腳趾」，近半數患者不用手術！
115 膝蓋軟骨嚴重磨損、大腿骨彎曲，不動手術也能好轉

第8章
O型腿代表軟骨磨損，「翹小趾走路」可預防惡化
一宮西醫院 人工關節中心長 巽一郎 117
118 O型腿透過「翹小趾走路」矯正後，疼痛消失、腿也變直了！
123 深受O型腿所苦，用「翹小趾走路」取代手術

第9章
從新藥、手術到再生醫療，退化性膝關節炎不再是難症
千葉大學研究所醫學研究院特聘教授 渡邊淳也 125
126 【藥物治療】包括止痛藥、玻尿酸注射等，可依需求使用
130 【物理及裝具治療】使用矯正O型腿的鞋墊或護膝，能減輕膝蓋負擔
132 【內視鏡手術】負擔最輕、術後恢復最快，但效果有限
134 【人工膝關節置換手術】消除膝蓋痛最有效，但術後仍不可跪坐或激烈運動
136 【再生醫療】部分對膝蓋軟骨損傷或變形半月板有效，屬自費項目

140 本書作者介紹

序章

刺痛到無法走路，腫脹又積水！我的膝蓋到底怎麼了？

順天堂大學醫學系骨科學特聘教授
黑澤尚

膝蓋痛的原因，高達九成是「退化性膝關節炎」

近年來，膝蓋痛的患者急速增加，根據二〇〇五年東京大學醫學系研究團隊所做的流行病學調查，日本中高齡的膝蓋痛患者數推估約達兩千四百萬人，其後患者人數仍持續增加，現在膝蓋痛的患者與潛在族群，推測約多達三千萬人之譜。（編按：依據「全台膝關節疼痛患者治療及生活品質調查」結果顯示，全台有七成民眾有關節痛問題卻選擇隱忍不就醫，其中更有二五％的民眾忍耐疼痛超過三年。）

其中，主訴膝蓋痛的患者，九成以上都是因為退化性膝關節炎。

退化性膝關節炎是因為膝蓋長年負荷，使膝蓋軟骨磨損發炎，導致關節變形的疾病。每天的生活、勞動、運動都會對膝蓋造成重大負荷。目前已知走路會造成的負荷是體重的五倍以上，由於持續承受如此大的負荷，膝關節的軟骨便日漸磨損，最終引起發炎。

膝關節是股骨（大腿的骨頭）與脛骨（小腿的骨頭）末端接合的部分，中間有關節軟骨、半月板等發揮軟墊功能的軟骨組織。這些關節軟骨或半月板會隨著年齡的增長而逐漸磨損，磨損所產生的磨耗粉則會刺激關節囊內側的滑膜。如此一來，磨耗粉會被視為異物，引發免疫反應。結果就是，滑膜細胞會分泌一種叫「促發炎細胞激素」的生理活性物質（幫助調整身體運作的物質）。

膝關節的構造

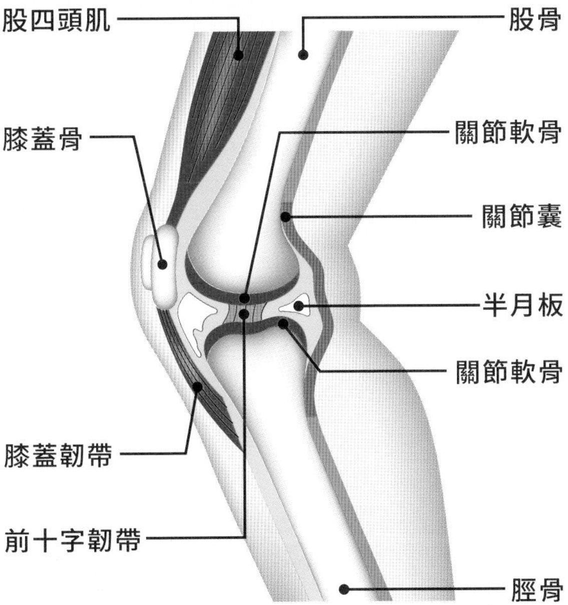

※ 側面剖面圖

促發炎細胞激素原本是細菌或病毒侵入人體時，擊退那些異物以保護身體的重要物質，但由於磨耗粉被視為異物引起發炎，導致出現疼痛。

為什麼會增加這麼多的膝蓋痛患者呢？第一個理由是「高齡化社會正式到來」。

儘管二〇一九年日本總人口比前一年減少二十六萬人，但六十五歲以上的高齡者卻增加了三十二萬人，達到有史以來最高的三五八八萬人之多。日本人的平均壽命也來到男性八一・二五歲、女性八七・三二歲（二〇一九年），並有逐年提高的趨勢，相信未來高齡者的人口也會愈來愈多。

退化性膝關節炎好發於高齡者，同時也有資料顯示，在日本，六十歲以上的人約有六成患有退化性膝關節炎。可以想見，由於高齡者增加的趨勢還會持續下去，因此今後退化性膝關節炎的患者恐怕只會愈來愈多。（編按：台灣退化性膝關節炎的患者人數達三五〇萬人，年逾六十歲的民眾約半數以上有這項困擾。）

第二個理由是「缺乏運動」。現代社會充斥著汽車、火車等便利的交通工具，再加上電梯、手扶梯等讓移動更輕鬆的設備早已普及，走路或上下樓梯的機會減少，使得現代人愈來愈少活動身體。此外，高齡者也容易因為長時間待在家裡，變得更加缺乏運動。

退化性膝關節炎的成因

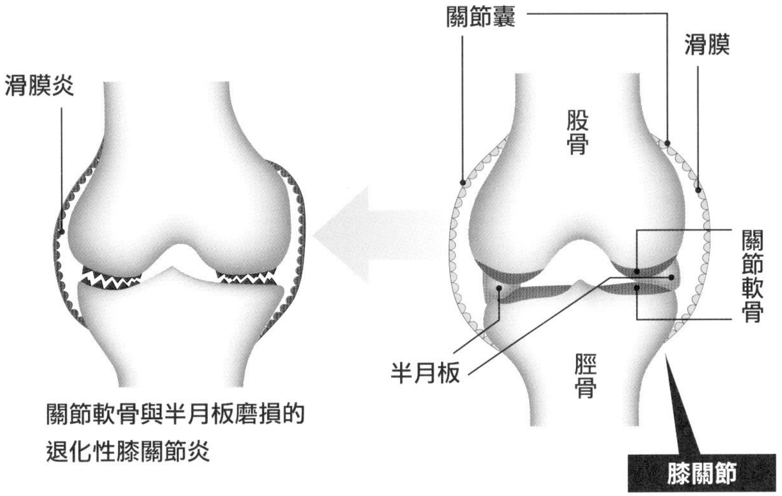

※ 正面剖面圖

支撐膝關節的骨骼、軟骨、肌肉或韌帶（連接骨頭與骨頭的強韌纖維組織），必須靠著平日多活動身體以給予適度刺激，否將將會慢慢衰退。對於現代人來說，刻意保持運動習慣，給予肌肉或軟骨等適度的刺激，以維持膝關節的健康，是非常重要的事。

第三個理由是「肥胖」。缺乏運動會招致肥胖，一旦體重增加，光是站立或行走都會對膝關節造成很大的負荷，容易損傷軟骨或半月板。為了預防膝蓋痛，平日適度運動並維持體重，也很重要。

退化性膝關節炎在初期，幾乎不會有任何症狀

退化性膝關節炎並不會在某一天突然發作，而是在日常生活中經過長年累積，一點一點磨損膝蓋軟骨或半月板才慢慢形成。症狀的演變因人而異，在許多情況下，都是從輕症（初期）→中等症狀（中期）→重症（末期），按照這樣的順序演變，時間短則數年，長則數十年。

退化性膝關節炎在最初期、輕症的階段，患者本身幾乎感覺不到任何自覺症狀，不過等到症狀稍微惡化一些，可以用 X 光檢查，確認軟骨磨損的階段以後，就會逐漸開始感覺到膝蓋痛。似乎有很多案例是在站立或行走時，膝蓋會感覺到有點僵硬的不適感或鈍痛，但一旦站起身或邁出步伐以後，疼痛就會消失。在這個階段，關節的磨損還很少，膝關節屬於輕度變形。

話雖如此，軟骨磨損後的磨耗粉卻會引起發炎反應，在許多情況下，膝關節會

退化性膝關節炎的病程與症狀

輕症（初期）

軟骨磨損少，膝關節輕度變形。

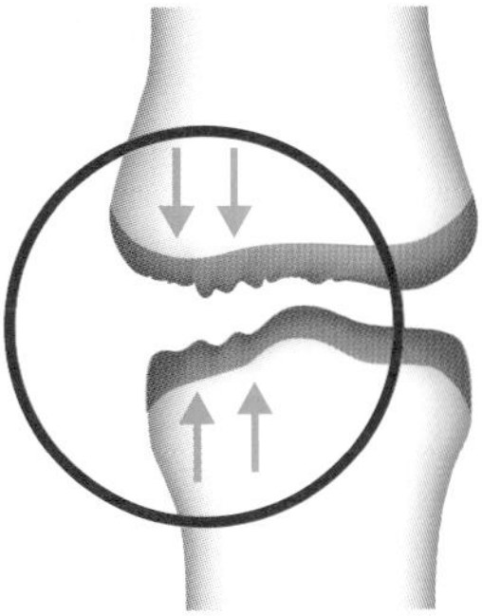

症狀▼

膝蓋僵硬或不適，有時會感覺到強烈的疼痛。事實上，初期很容易發生最強烈的疼痛。

中等症狀（中期）

軟骨持續磨損，膝關節變形愈來愈嚴重。

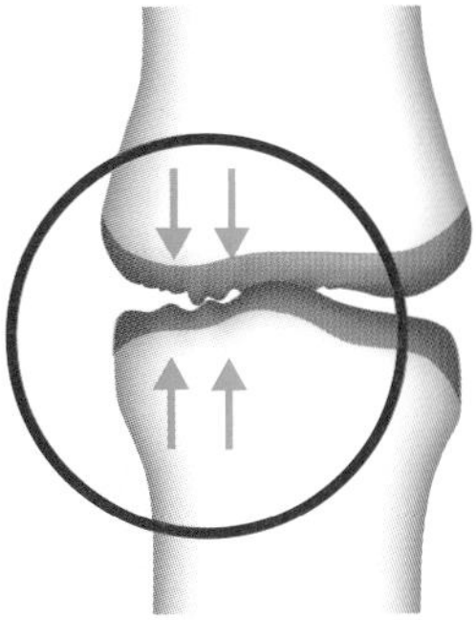

症狀▼

膝蓋的屈伸或上下樓梯很吃力。膝蓋雖然處於慢性疼痛狀態，但與初期相比，疼痛度減輕。

重症（末期）

軟骨幾乎完全磨損，骨頭與骨頭會直接接觸。

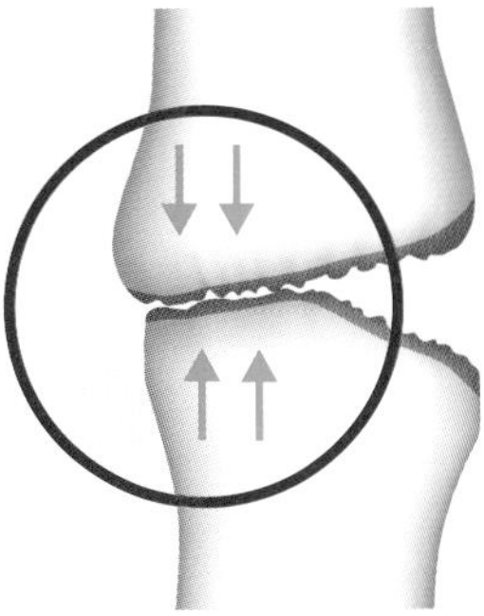

症狀▼

無法好好站立、坐下、走路，對生活造成阻礙。疼痛相當強烈，但也有人不再感到疼痛。

出現滑膜發炎的情形，因此也有些案例在輕症時期，便已出現強烈的疼痛或腫脹。

在中等症狀（中期）階段，軟骨持續磨損，膝關節開始變形。膝關節邊緣形成骨疣（骨刺），當有動作使用到膝蓋時，開始經常出現疼痛感。因此，有些人可能無法長時間走路，也有些人在上下樓梯時（尤其是下樓的動作），膝蓋強烈疼痛。

此外，膝關節周圍的韌帶（連接骨頭與骨頭的強韌纖維組織）或肌肉變硬，導致膝蓋的可動範圍（可以活動的範圍）受到限制，膝蓋變得難以屈伸，也是在中期時會出現的特徵。

到了重症（末期）階段，膝蓋軟骨或半月板大部分已磨損，骨頭與骨頭會直接碰撞，變得無法順利完成站立、坐下、走路等動作，對生活造成愈來愈多的嚴重阻礙，不僅是活動的時候而已，連靜止不動時，膝蓋也會疼痛。儘管如此，有些人會描述自己感覺到強烈疼痛，但也有些人因為滑膜炎痊癒而減緩腫脹或疼痛，不同患者身上出現的症狀差異甚大。

這些退化性膝關節炎的症狀演變，深受肥胖或缺乏運動所造成的「肌力衰退」影響。整天坐辦公室或在家老是坐著的人，因為沒有鍛鍊到支撐膝關節的肌肉或韌

膝蓋痛惡化的原因

肥胖	缺乏運動

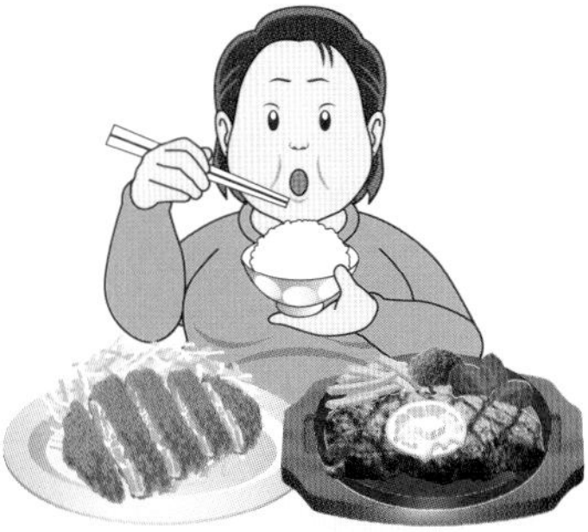

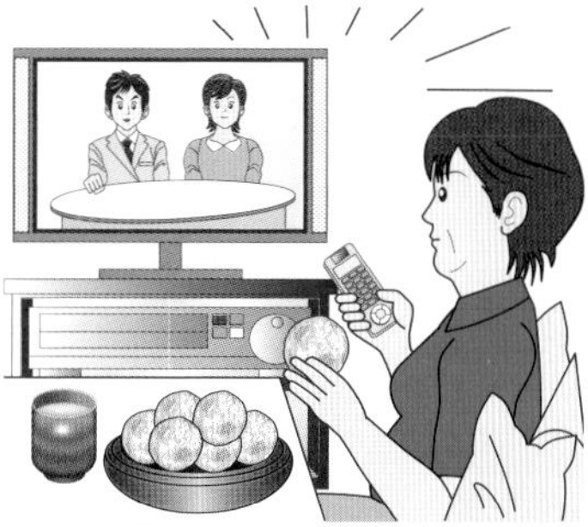

一旦體重增加，光是站立或行走都會對膝關節造成很大的負荷。整天坐辦公室或在家老是坐著的人，因為沒有鍛鍊到支撐膝關節的肌肉或韌帶，所以膝關節會退化。

帶，所以膝關節會明顯退化。只要身材肥胖或缺乏運動，退化性膝關節炎就會惡化。為了防患於未然，一旦感覺膝蓋疼痛或不適，請及早前往骨科接受診療。

導致膝蓋痛的原因很多，常見疾病有六種

膝蓋痛的原因，最多是來自退化性膝關節炎，但是否真的罹患退化性膝關節炎，則必須接受專家診察才能確定。當出現膝蓋痛的情形時，請先至骨科門診接受診察及治療。

●半月板損傷

因為跌倒或碰撞等原因，導致位於膝蓋的軟骨組織半月板產生龜裂或斷裂，使膝蓋疼痛或難以屈伸的疾病。除了休息靜養，並採取溫熱療法或貼紮等非侵入性治療，也可以靠局部麻醉藥或抗發炎藥等減輕疼痛。

●韌帶損傷、韌帶斷裂

由於支撐膝關節內外的側副韌帶（韌帶是連接骨頭與骨頭的強韌纖維組織），或支撐前後的十字韌帶損傷或斷裂，導致可動範圍（可以活動的範圍）受限，或產生疼痛、血腫（血液淤積的狀態）的疾病。側副韌帶的損傷有可能可藉由穿戴裝具

膝蓋痛惡化的原因

病名	症狀	對策
半月板損傷	除了膝蓋疼痛，在屈伸膝蓋時還會有卡卡的感覺。	休息靜養並採取溫熱療法、貼紮，或注射局部麻醉藥、抗發炎藥。
韌帶損傷	可能會有膝蓋疼痛或可動範圍受限等情形，也有很多案例會在關節內產生血液淤積。	穿戴裝具或進行復健。在十字韌帶損傷的情況下，也有許多人會接受手術治療。
骨折	包括「膝蓋骨骨折」、「股骨骨折」、「脛骨骨折」等，伴隨出血與腫脹。	用石膏或夾板固定患部。骨頭損傷嚴重時，可採取手術治療。

或復健來恢復，但十字韌帶的損傷則有愈來愈多人選擇手術治療。

●類風濕性關節炎

起因於免疫力（抵抗疾病的能力）把自己身體的一部分當成異物、外敵加以攻擊，引起膝蓋等全身關節發炎的多發性關節炎。多以運動療法、冰敷或藥物療法治療。

●股骨髁部骨壞死

是股骨內側膝蓋末端（股骨髁部）壞死（死亡）的不明原因疾病，大多發生在退化性膝關節炎的發展過程中。非侵入性治療雖然有效，但在重症情況下，也會採取人工膝關節置換手術。

●痛風、假性痛風

痛風是由於飲食過量或缺乏運動，造成血液

引起膝蓋痛的主要疾病（非外傷）

病名	症狀	對策
類風濕性關節炎	全身關節左右對稱腫脹、疼痛。通常從雙手的手指或腳趾關節開始發病。	採運動療法、冰敷或藥物療法。若持續病變，也有可能採取手術治療。
股骨髁部骨壞死	主要特徵是步行時膝蓋突然劇痛、夜裡疼痛程度會增強。	可採取和退化性膝關節炎相同的非侵入性治療，也有選擇手術治療的案例。
痛風、假性痛風	會對關節造成急劇的疼痛。痛風好發於男性，假性痛風則無性別差異。	採取抑制疼痛的藥物療法。若為痛風的情況下，也會服用降低尿酸值的藥物。
化膿性關節炎	細菌侵入關節內，破壞軟骨或骨頭。	使用抗生素治療或沖洗關節腔。可能會留下疼痛等後遺症。

中的尿酸（普林經分解後產生的物質）過高，使關節結晶化而引起疼痛的疾病。另一方面，假性痛風則是焦磷酸鈣的結晶沉積在膝蓋等腿部關節，脫落後引起發炎的疾病，原因則不明。治療痛風多採取藥物療法及改善生活習慣，假性痛風則以抑制疼痛的藥物療法為主。

●化膿性關節炎

細菌（主要是金黃色葡萄球菌）侵入關節內，破壞軟骨或骨頭的疾病。**許多案例都發生在頻繁對膝蓋採取注射療法時。**治療方法包括使用抗生素、沖洗關節腔等。

第1章

九成的膝蓋痛都不需動手術，運動就能改善！

順天堂大學醫學系骨科學特聘教授
黑澤尚

「膝蓋痛只要休息就會好」是錯誤觀念，會導致軟骨磨損得更快

我從距今四十多年前開始，就在倡導運動療法的有效性，並大幅推翻許多治療膝蓋痛的常識。

在那之前，膝蓋痛的患者都被建議要「靜養」，用止痛藥緩和疼痛並休息，避免造成膝蓋負擔，並仰賴自然恢復的能力，等待痊癒。

不過如果整天休息靜養，膝蓋周圍的肌肉或韌帶（連接骨頭與骨頭的強韌纖維組織）就會逐漸衰退（即所謂的廢用症候群），而支撐膝蓋的肌肉或韌帶一旦衰退，就會對軟骨造成額外的負荷，使磨損愈來愈嚴重。

此外，在靜養之餘使用止痛藥，儘管能夠治好膝蓋痛，但若故態復萌地使用膝蓋，在支撐膝蓋的肌肉或韌帶衰退的情況下，膝蓋痛就會再度發作。**若採用以往的治療法，很容易陷入不斷發炎的惡性循環中（參照左頁圖）**。

膝蓋痛的惡性循環

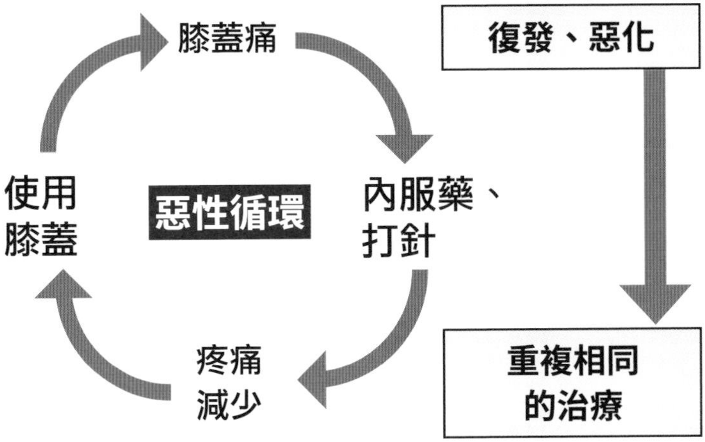

相對於此，若採用我所推薦的運動療法，大約二至三週疼痛就會減輕，開始可以輕鬆地走路。

如此一來，隨著日常生活的活動力增加，膝蓋周圍的肌肉或韌帶自然會得到鍛鍊，有助於抑制關節軟骨的磨損。最後，膝關節將不再那麼容易發炎，疼痛也會日益減輕。

疼痛減輕以後，患者的行動會更活躍，進一步強化膝關節的穩定度，擺脫膝蓋痛的糾纏。唯有透過這種良性循環，才能夠真正告別膝蓋痛。

高達九成的膝蓋痛都不需動手術，「運動療法」效果更勝藥物

當膝蓋出現疼痛或不適等症狀時，一般會先前往骨科接受診療。做完檢查後，一旦被診斷為退化性膝關節炎，多數情況下應該會採取藥物療法、運動療法、裝具療法、溫熱療法、注射療法，或復健等非侵入性治療。

膝蓋痛的非侵入性治療

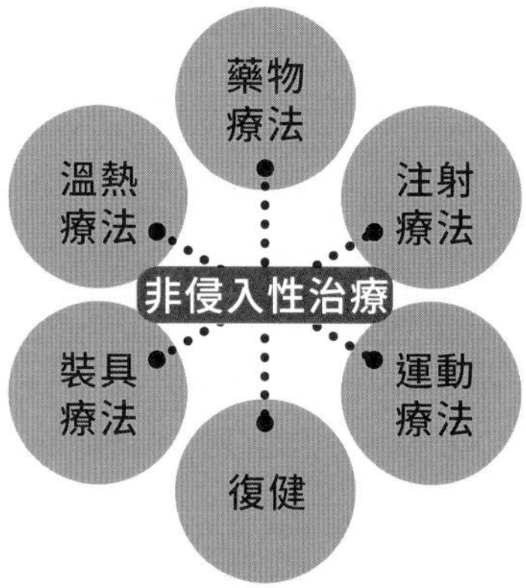

在症狀較輕微的情況下，很多案例會先使用藥布或藥膏，暫時觀察病情，但一旦症狀惡化，也有可能改採內服止痛藥，或在關節內注射玻尿酸等治療。假如膝蓋連屈伸都很困難，已經嚴重到出現步行障礙時，也可能要考慮動手術。然而，因為退化性膝關節炎而必須動手術的患者，其實非常少數。

請參閱左圖，這是膝蓋痛嚴重程度與患者人數分布的金字塔圖。圖的面積代表退化性膝關節炎的患者人數，愈往上代表程度愈嚴重。退化性膝關節炎的患者人數推估約為兩千四百萬人，其中需要動手術的只有頂端部分約七萬人而已。換句話說，**九九%以上的患者，都是經由非侵入性治療而改善**。

在非侵入性治療當中，運動療法尤其重要。運動不僅可以抑制發炎、改善膝蓋痛，還有助於強化衰退的肌肉或韌帶，預防復發。**因此，運動療法對於退化性膝關節炎的效果，可以說是勝過藥物治療**。下一篇文章將會詳細說明，運動療法為何是最先進的「膝蓋痛標準治療法」。

99%的膝蓋痛不需要動手術

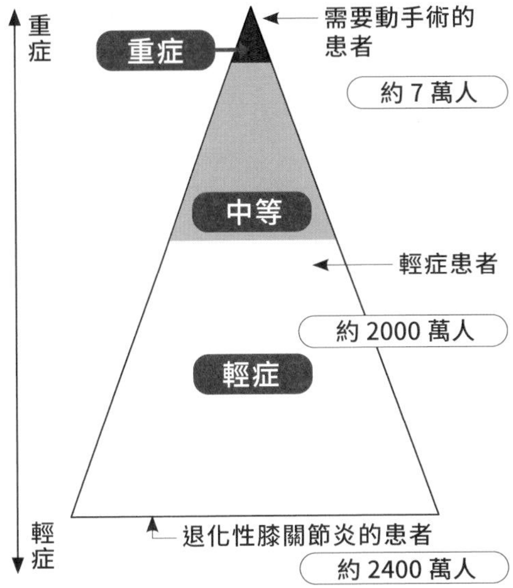

大部分（99%以上）的膝蓋痛都可以藉由非侵入性治療加以改善。

國際骨關節炎研究學會認為，能大幅改善膝蓋痛的運動有三種

日本的退化性膝關節炎治療，是以止痛藥或注射療法為主流，然而綜觀世界各國，沒有任何國家如此理所當然地採取這種治療法。

因為藥物或注射不僅要花治療費，還只能期待一時性的改善效果，並不被視為一種有效的治療。

退化性膝關節炎唯一的國際學會ＯＡＲＳＩ（國際骨關節炎研究學會），針對退化性膝關節炎提出的建議是「以不用藥物的治療為主，藥物治療為輔」。也就是說，在退化性膝關節炎的治療中，最好先充分嘗試**運動與減重、熱敷與冰敷患部等不使用藥物的方式，唯有在充分嘗試後，患者依然疼痛難耐的情況下，才採用藥物療法或注射療法。**

根據ＯＡＲＳＩ建議所編纂的指南，在關於運動療法的部分，「推薦退化性膝

國際骨關節炎研究學會推薦的運動療法

強化肌力：推薦在家也可做的運動，以強化大腿前側的肌肉「股四頭肌」。

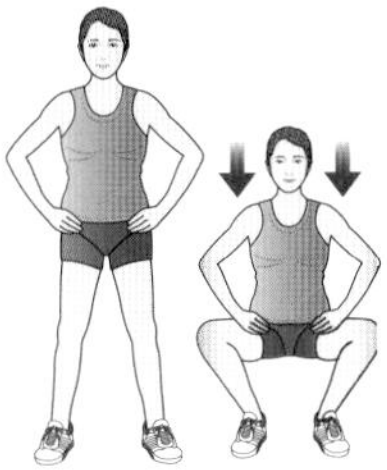

有氧運動：和緩適中的運動，而非激烈運動。

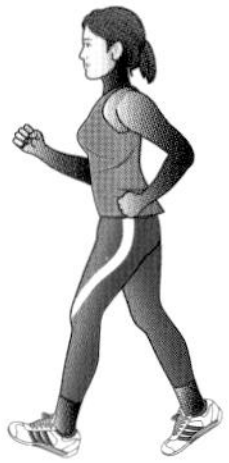

擴大可動範圍：為了預防可動範圍變窄、失去柔軟度，建議在身體可承受範圍內進行訓練。

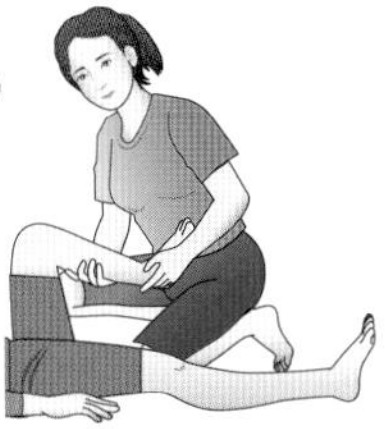

關節炎患者定期做有氧運動、強化肌力訓練，以及擴大關節可動範圍的訓練，並且長期持續下去」，其中特別推薦「強化肌力訓練」、「有氧運動」與「擴大可動範圍的訓練」等三項。

在強化肌力訓練部分，推薦的是在家也可做的運動，以強化大腿前側的肌肉「股四頭肌」。有氧運動則推薦和緩適中的運動，而非激烈運動。

至於擴大可動範圍的部分，如果膝關節長期缺乏活動，會導致可動範圍變窄，失去柔軟度，因此建議在身體可承受的範圍內進行訓練。

我根據OARSI所編寫的指南，所設計出的「膝蓋痛治療順序」如下。我自己在為患者診療時，都是依照這樣的優先順序。

❶日常動作指導與熱敷（或冰敷）患部　在不會痛的範圍內，盡量活動雙腿。

❷每天都可做的運動療法　進行本書的一分鐘護膝操與復健。

❸疼痛減緩後的運動習慣　在避免造成膝蓋負擔的前提下，日常生活中養成走路、騎腳踏車、游泳等運動習慣。

❹限制飲食　為了減輕膝蓋的負擔而減重。

❺NSAIDs（非類固醇消炎止痛藥）的處方　只在疼痛強烈時開立處方，而且不連續使用。

❻在關節內注射玻尿酸　實際上幾乎不需要。

重要的是，每天做一分鐘護膝操，並在不勉強的範圍內盡量活動膝蓋。利用泡澡等機會熱敷，以鎮定發炎也很有效。對於肥胖的人來說，減重是最有效的。

治療膝蓋痛的優先順序

第1順位 在不會痛的範圍內，養成活動雙腿＆熱敷（或冰敷）患部的生活習慣

第2順位 進行每日的運動療法（1分鐘護膝操、復健）

第3順位 養成不對膝蓋造成負擔的運動習慣（走路、騎腳踏車、游泳等）

第4順位 肥胖的人避免過度飲食或戒掉零食，以減輕體重

（第1～4順位）改善膝蓋痛不可或缺的項目

第5順位 服用非類固醇消炎止痛藥

第6順位 關節注射玻尿酸

（第5～6順位）實際上幾乎不需要

應該優先採用的是第一順位到第四順位的治療。換言之，患者本身積極投入運動等平日就能完成的項目，而不光依賴醫師或藥物，才是最重要的。藥物或注射只是暫時消除疼痛的治療方式而已，不僅無法根治膝蓋痛，還很有可能成為疼痛惡化的主因。

在不會痛的前提下活動膝蓋，即使發熱或腫脹時也可進行

退化性膝關節炎患者，可藉由和緩地活動膝蓋來改善膝蓋痛，此機制在二〇〇四年就已經由國外的研究單位發表。

具體而言，在不勉強的程度下適度活動膝蓋，會產生一定的柔軟力量，並對發炎的滑膜或軟骨細胞發揮作用，如此一來即可得到以下三種效果：

❶抑制生成發炎因子「促發炎細胞激素」（細胞分泌的生理活性物質）。
❷促進分泌有鎮定發炎效果的「抗發炎細胞激素」。
❸增加膠原蛋白或蛋白聚醣等膝關節軟骨成分之生成，這些成分有助於膝關節組織的修復。

不過，雖然活動膝關節有助於改善膝蓋痛，但若對膝蓋施力過度，反而會使症狀惡化，增加疼痛。

在藉由運動療法活動膝蓋之際，嚴禁激烈運動。適度的運動可以得到上述❶至❸的效果、抑制關節內部發炎，並可促進組織的新陳代謝（汰舊換新），有可能可以根治膝蓋痛。

但如果對膝關節過度施力，不僅無法得到這些效果，反而還會刺激促發炎細胞激素大量分泌，使疼痛感愈來愈強烈。不管是過度施力、激烈運動或勉強長時間持續運動，都請盡量避免。另外，一直休息靜養也不好。和緩而適度的運動，才能幫助膝蓋痛逐漸痊癒。

在退化性膝關節炎的各階段病程中，有時會出現膝蓋腫脹或發熱等情形，此時，有些人會等到不再腫脹或發熱才開始運動療法，不過這是錯誤的做法，這種時候請在身體允許的範圍內，好好做運動。

運動療法的良性循環

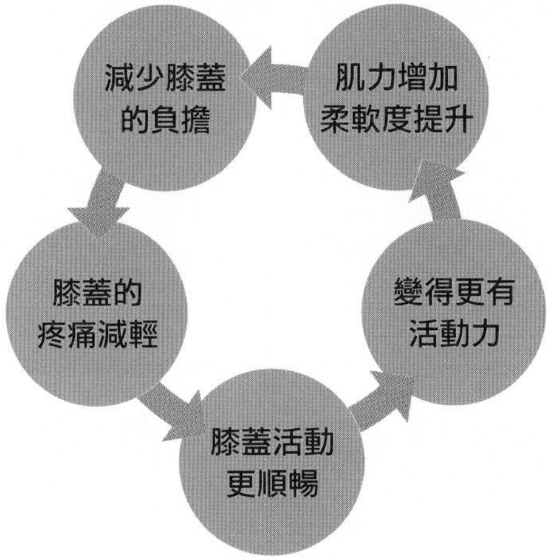

進行運動療法時的注意事項

活動膝蓋時嚴禁激烈運動

在運動療法中活動膝蓋時，記得採取和緩而適度的運動。如果對膝關節施力過度，會刺激促發炎細胞激素大量分泌，使疼痛感更強烈。

膝蓋腫脹或發熱時也要運動

實行運動療法可藉由其抗發炎效果，改善膝蓋的腫脹或發熱。此外，抬腳體操等和緩而適度的護膝操，無論膝蓋腫脹或發熱到什麼程度，都能夠無痛進行。

因此，請盡量在身體允許的範圍內運動，不需要等到腫脹或發熱痊癒以後才進行。

※請務必先向醫師諮詢後再進行。

其一是因為實行運動療法後，可藉由其抗發炎效果來改善膝蓋的腫脹或發熱。

其二是**因為我所設計的一分鐘護膝操，無論膝蓋腫脹到什麼程度、發熱到什麼程度，都能夠無痛進行**，或者應該說我這套護膝操，就是專門為膝蓋痛患者所設計的體操。

大腿肌力弱的人必讀！

第2章

強化肌力的重點是鍛鍊大腿「股四頭肌」，「抬腳操」是最簡單的運動

順天堂大學醫學系
骨科學特聘教授
黑澤尚
（34～47頁）

高知大學醫學系
骨科教授
池內昌彥
（48～54頁）

鍛鍊大腿的股四頭肌，能強化膝蓋、預防軟骨磨損

在OARSI（國際骨關節炎研究學會）的建議中，退化性膝關節炎的治療以「強化肌力訓練」、「有氧運動」以及「擴大可動範圍」這三項最為推薦。換言之，全世界的研究人員與醫療從事人員都認為，具備正確知識做運動，對於症狀的改善有一定的效果。

在退化性膝關節炎的治療中，最重要的是進行強化肌力訓練，鍛鍊支撐關節的肌肉，以減輕膝蓋的負擔。**在所有支撐膝蓋的肌肉中，大腿的股四頭肌尤其重要。**

股四頭肌是大腿前側的肌肉，包含股直肌、股外側肌、股中間肌、股內側肌等四種肌肉。除了負責膝蓋的屈伸動作，還有讓膝蓋保持穩定不搖晃，以及減少膝蓋負擔等功用。鍛鍊股四頭肌可以穩定膝蓋，減緩走路時對膝蓋造成的衝擊，因此也有助於減輕膝蓋痛。

支撐膝蓋的肌肉

大腿前側剖面圖

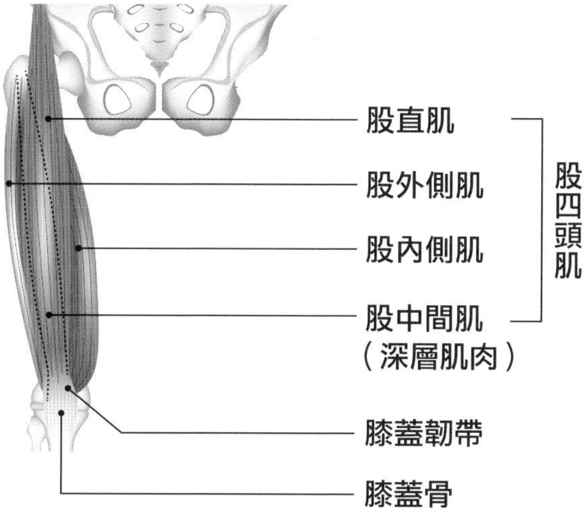

大腿後側剖面圖

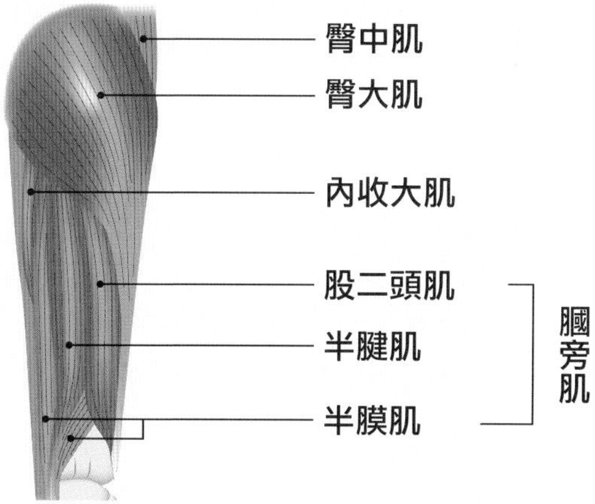

做「抬腳操」可強化大腿肌力，即膝蓋伸直、慢慢抬腳十公分

目前已知透過運動療法鍛鍊股四頭肌，改善退化性膝關節炎的效果很好，而且幾乎等於或超過服用止痛藥的效果。

儘管如此，卻不需要進行激烈困難的訓練，**只要每天持續做我設計的「抬腳操」，即可輕鬆鍛鍊股四頭肌，還可能改善膝蓋痛**，請務必一試。

我在四十多年前就設計出緩解退化性膝關節炎的「一分鐘護膝操」，而「抬腳操」便是其中的代表性運動。

護膝操是以骨科所做的直膝抬腳測試（仰躺狀態下，將腿抬高的診斷法）為基礎，特別針對退化性膝關節炎患者，另行設計的運動療法。

抬腳操有「坐姿抬腳」及「仰躺抬腳」兩種進行方式。

兩種都是非常簡單的體操，先將單腳的膝蓋伸直，然後將腳跟慢慢抬高，離地

約十公分左右，靜止五秒鐘以後，再把腳慢慢放回地上，休息一到兩秒。由於兩種的預期效果幾乎相同，因此請先試過一遍，判斷椅子式跟仰躺式哪個比較適合自己，再選擇比較容易的方式進行。

做抬腳操可強化股四頭肌（大腿前側的肌肉）、髂腰肌（連接腰椎與股骨的肌肉群）、腹肌等肌肉。

其中，鍛鍊具有支撐膝蓋功能的股四頭肌，對於治療膝蓋痛來說，有非常重大的意義及重要性。

股四頭肌是很容易隨著老化或運動不足，逐漸衰退的肌肉。股四頭肌一旦衰退，支撐膝關節的力量就會減弱，進而造成軟骨磨損，膝蓋愈來愈疼痛。

如何有效強化股四頭肌等肌肉，重點就在於**盡可能緩慢地進行上下抬腳的動作**。一般可能認為快速運動比較有效，**但其實緩慢地運動，反而較能強化股四頭肌。**

抬腳操
椅子式

1回 **1** 分鐘

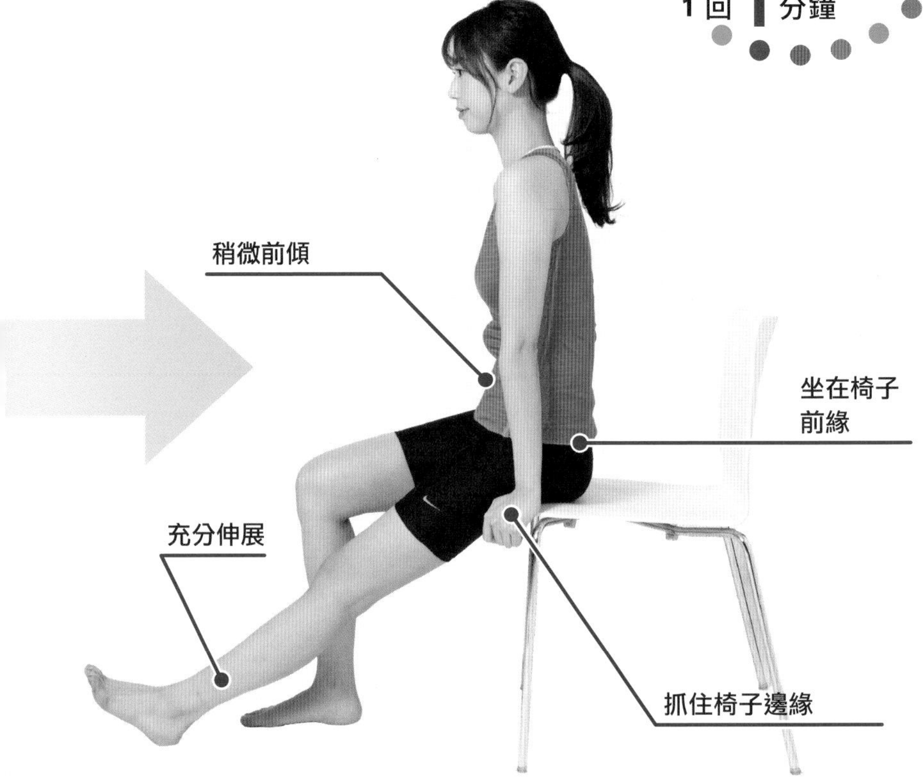

1 坐在椅子的前緣，身體稍微前傾，左腳向前伸直。左膝蓋盡量伸直，腳跟放在地上。

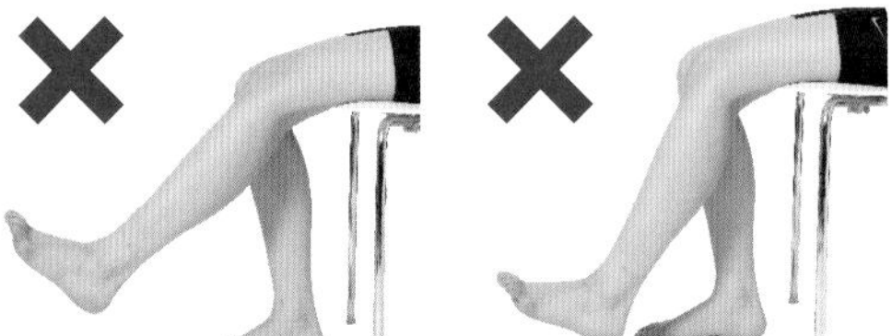

不可以彎曲膝蓋。這樣會對膝蓋造成負擔，甚至使疼痛更加強烈。

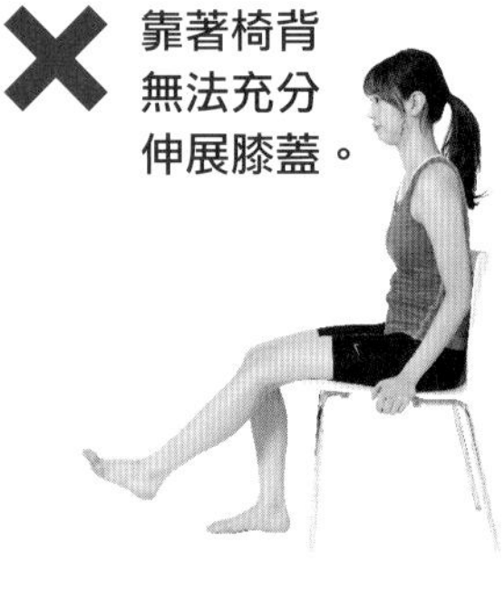

靠著椅背
無法充分
伸展膝蓋。

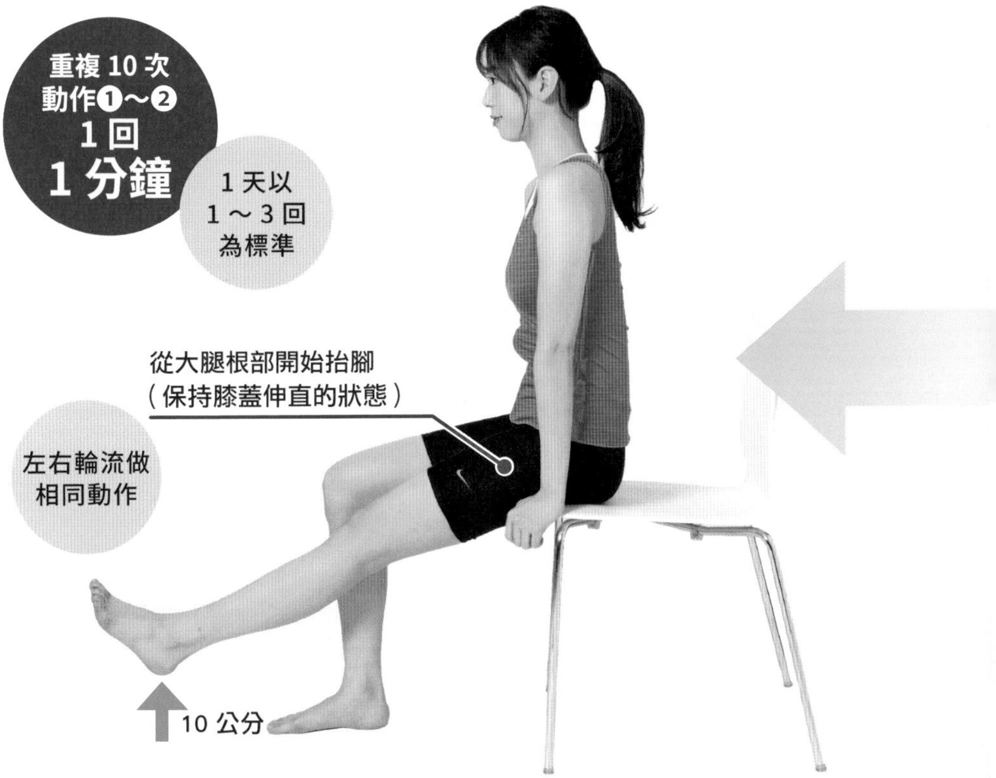
重複 10 次
動作❶～❷
1 回
1 分鐘
1 天以
1～3 回
為標準
從大腿根部開始抬腳
（保持膝蓋伸直的狀態）
左右輪流做
相同動作
10 公分

進階動作

可輕鬆完成十次抬腳操後，即可在腳上增加 500 公克到 1 公斤的負重帶（可在專門商店等地方購買）。

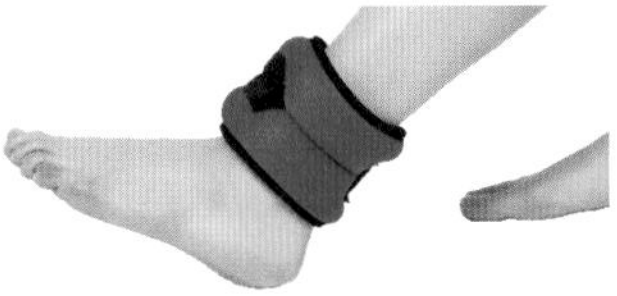

❷ 保持左膝蓋伸直（腳踝維持直角），慢慢將左腳抬高到離地約 10 公分的位置，靜止約 5 秒鐘，再慢慢將左腳放回動作❶的位置，休息 1～2 秒鐘。

❸ 重複 10 次❶、❷的步驟。右腳也重複同樣的動作（從左腳或右腳開始皆可）。

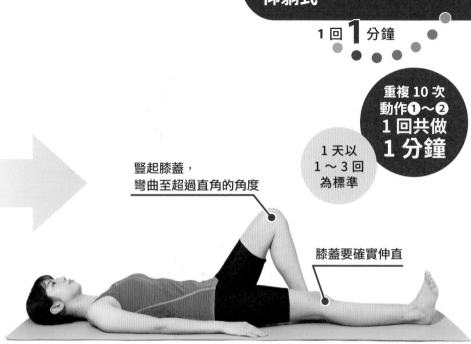

抬腳操
仰躺式

1回1分鐘

重複10次動作❶～❷ 1回共做1分鐘

1天以1～3回為標準

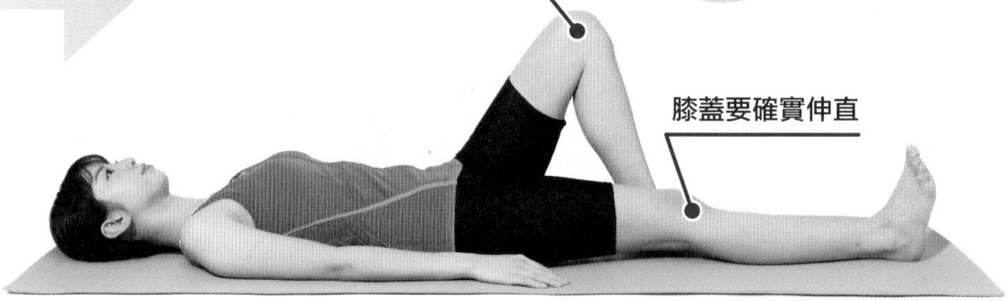
豎起膝蓋，
彎曲至超過直角的角度
膝蓋要確實伸直

❶ 仰躺下來，把右膝蓋伸直，並豎起左腳的膝蓋，彎曲至超過直角的角度。雙手放輕鬆，自然擺放在身體兩側。

❷ 右膝保持伸直的狀態，慢慢抬高到離地約10公分的位置，靜止約5秒鐘，再慢慢將右腳放下來，休息2～3秒鐘。

❸ 重複10次動作❶及❷。接下來換左腳做相同動作（從左腳或右腳開始皆可）。

體操的效果

可以有效鍛鍊支撐膝蓋的大腿前側股四頭肌、連接腰與大腿的髂腰肌等肌肉。

左右輪流做相同動作

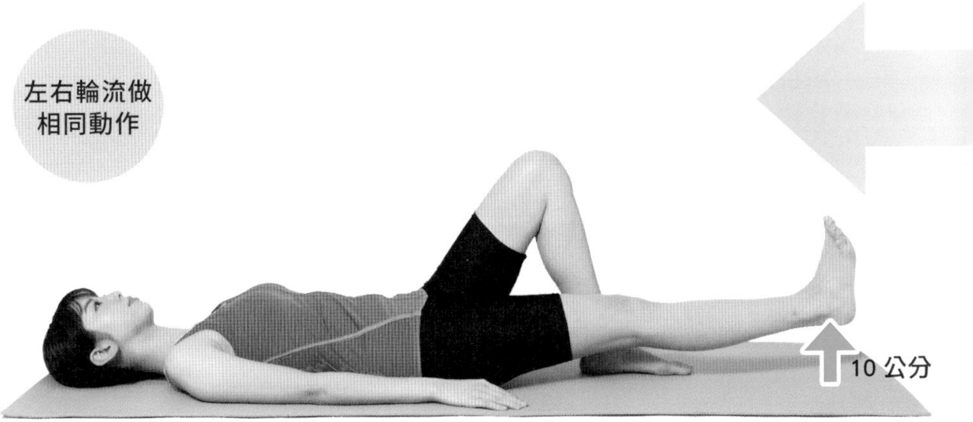

進階動作

可輕鬆完成十次抬腳操的動作後，即可增加負重帶。重量先從500公克左右開始，習慣以後再挑戰1公斤（但嚴禁勉強進行）。

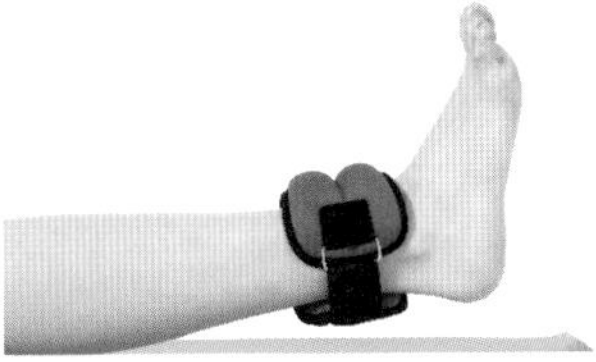

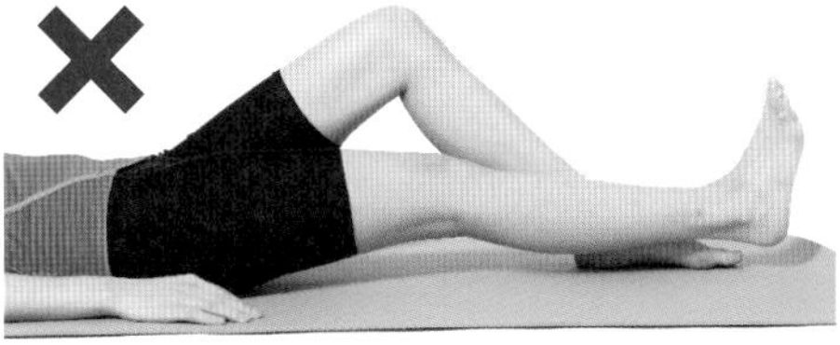

注意豎起的膝蓋要彎曲到直角以上的角度。

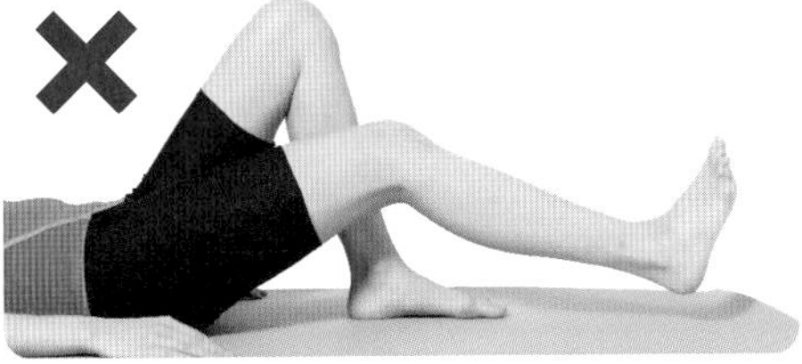

注意抬腳的那一側膝蓋要盡量伸直。

開始做抬腳操後，多數人的疼痛會在一到兩週內消失

包含「抬腳操」在內的護膝操，從一九九〇年代開始在歐美廣為流行，日本在進入二十一世紀以後也開始廣泛採用，如今稱之為全世界膝蓋痛治療的標準，絕非言過其實，許多醫師也對其效果驚嘆不已，一般醫院或骨科診所指導的退化性膝關節炎運動療法，基本上可以把它想成是我所設計的護膝操。

請記得雙腳輪流做抬腳操，一次做一邊，因為膝蓋痛的患者**很多都是雙腿肌肉衰退，如果只做疼痛的那一隻腳，左右腿的肌力就會不平衡，最後可能連原本不痛的另一邊膝蓋也開始疼痛**。

效果則因人而異，在那之前請先持續兩週的時間，相信這樣一來，就能夠實際感受到膝蓋逐漸不痛的效果。對某些人來說，可能持續做一週，疼痛就不會那麼強烈了！

當透過抬腳操消除膝蓋痛以後，停止做也沒關係，不過如果可以，即使膝蓋不再疼痛了，我還是希望患者可以繼續做。其實，這套動作可以在兩週到一個月之內消除疼痛，並不是因為股四頭肌被強化的緣故。而是因為這套動作抑制了膝蓋軟骨、骨頭與關節囊的細胞發炎。

想藉由抬腳操提升肌力，至少需要持續做操三個月以上。如果能夠持續做操提升肌力，疼痛就很難再復發。

只做兩到三週就停止的人，膝蓋痛便有可能再度復發。

如何提高抬腳操的效果？

1天做3回

若有時間，1天做3回，可以分成早、午、晚進行。

不會痛的那隻腳也要做

兩隻腳都要做，以免肌力失衡。

習慣後提高運動強度

增加次數或戴著腳踝套（負重）進行，以提高效力。

止痛藥及關節注射皆無效，靠抬腳操及減重治好膝蓋痛

住在東京都的吉田敏夫先生（六十多歲，化名），其興趣是登山，退休後據說每個月都會去一趟埼玉縣或東京奧多摩的山裡，享受登山的樂趣，然而就在三年前，他去爬東京八王子的高尾山時，右膝蓋突然感覺到一陣刺痛，當時他雖然稍作休息，但只要一走路就痛，因此立即就下山了。回家一看，膝蓋不僅在發熱，還整塊腫了起來。隔天疼痛沒有消失，他便前往附近的骨科診所就診，經醫師判斷是初期的退化性膝關節炎。

負責的醫師向他說明：「關節積水（水腫）是腫脹的原因，發炎情況也很嚴重。」在抽掉積水並注射玻尿酸以後，吉田先生便帶著醫師開立的NSAIDs（非類固醇消炎止痛藥）與藥布回家。這次的治療雖然暫時治好疼痛，但三天後右膝蓋又出現輕微疼痛，一週後右膝蓋再度腫了起來，並且開始感覺到劇烈疼痛。於是他再

次前往同一家醫院，然後接受了跟之前一模一樣的治療。之後大概每半個月就接受一次如上所述的治療，前後總共治療了三個月。

因為同樣的毛病一再復發，疼痛也愈來愈強烈，於是吉田先生再也無法忍受，才來到我任職的醫院接受診療。經過診療確認，他的右膝蓋腫脹、發熱，而且關節積水，右膝蓋的可動範圍是一二〇度，明顯嚴重發炎。

除了症狀，另一件令我在意的事情是他的體型。他身高一六九公分，體重七十六公斤，大幅超出適當的體重，這樣會對膝蓋造成很大的負擔，因此我開始指導他如何減重。

除此之外，我還教他使用冰袋冰敷右膝蓋，並且**每天做「抬腳操」以鍛鍊支撐膝蓋的肌肉**。一個月後，右膝蓋已經消腫，因此從原本用冰袋冰敷膝蓋，改成用熱毛巾熱敷。然後又過了兩個月，他的體重減輕至六十八公斤，**右膝蓋的腫脹與疼痛幾乎完全消失**，膝蓋的可動範圍恢復至一四五度，至今依然維持著良好狀態。改善膝蓋痛的吉田先生很開心地向我報告，他最近又開始登山了。

曾被診斷無法走路的患者，因持續做抬腳操治好疼痛

興趣是高爾夫球的小川康代女士（六十多歲，化名），在育兒生活告一段落以後，愈來愈投入高爾夫球運動。她從幾年前就開始感覺到膝蓋疼痛，但往往隔天就恢復，因此也不怎麼放在心上。

幾年前的春天，她久違地要出門打高爾夫球時，右膝蓋突然感覺一陣刺痛。由於疼痛感一直沒有消失，她趕緊前往附近的骨科就診，結果被診斷出退化性膝關節炎。那天醫師在她的關節內注射了玻尿酸，還開了止痛藥，要她暫時回家休息靜養。過了大約兩週後，她再次前往骨科看診，醫師說：「以後請每個月來接受一到兩次的玻尿酸關節注射，否則妳過幾年之後有可能無法走路。」據說這番話令她大受打擊。

小川女士把這件事告訴朋友，而那位朋友在雜誌上讀過我的「護膝操」文章，便將這些資訊提供給她。

過了一陣子以後，小川女士來到我看診的醫院。透過X光與MRI（核磁共振造影）確認膝蓋狀態後，發現她右膝蓋的軟骨幾乎完全消失，左膝蓋的軟骨也磨損得相當嚴重。

小川女士說她讀完我的文章以後，立刻開始實踐「抬腳操」，因此症狀已經緩和下來，膝蓋也不痛了。於是我再指導她，**持續做兩到三個月以後，請開始在腳踝上綁負重帶，並繼續做操**。然後又過了一陣子，她再次來到我的診間。我詢問這段期間的過程，她說她在商店購買訓練用的負重帶，並一點一點增加重量，現在已經可以承載兩公斤的負重了。除此之外，她每週還會上健身房一到兩次，也重拾高爾夫球桿，上下樓梯也不再感到不安。看她笑著說自己不曾再出現劇烈疼痛，那模樣令我印象深刻。

關節鏡下的膝關節內部

●正常的膝關節

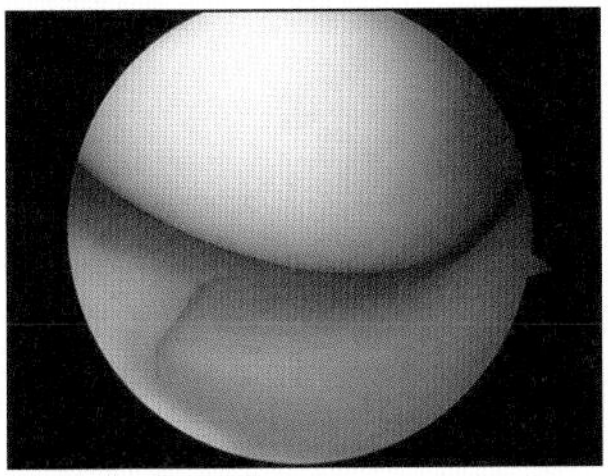

●軟骨磨損的膝關節

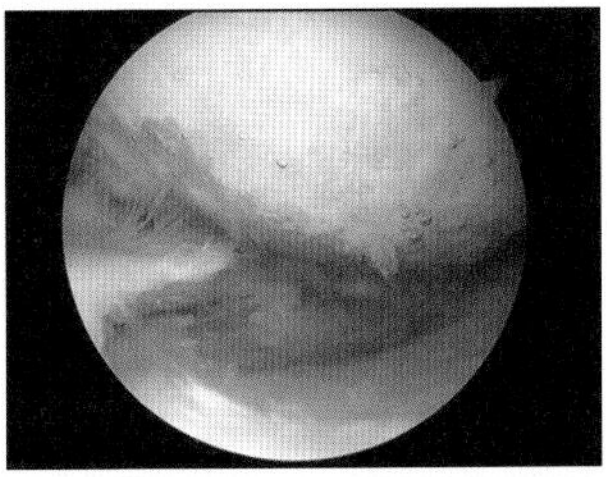

可以看出軟骨和半月板變得粗糙不平。

泡澡時可試著活動大腿，能打造強壯的股四頭肌

「運動療法」對於膝蓋痛（退化性膝關節炎）的治療非常有效。根據日本骨科學會的報告，將退化性膝關節炎患者分成運動與服用止痛藥兩組，比較疼痛程度的變化，結果顯示，運動與藥物具有同等的改善效果。

我任職的醫院在治療膝蓋痛的患者時，也重視運動療法，**其中又以鍛鍊大腿前側肌群「股四頭肌」的運動特別有效**。

我們在日常生活中，經常會施加負擔在膝蓋上，股四頭肌因為具有減輕膝蓋負擔的作用，只要經過鍛鍊強化，就能大幅改善膝蓋痛。

此外，疼痛傳導的方式因人而異，即使受到同樣的刺激，有人會感覺到強烈疼痛，但也有人感覺微弱。疼痛是從神經經由脊髓傳達到大腦，若脊髓把疼痛當作更強烈的刺激傳達到大腦，人就會感受到劇烈的疼痛。

傳導膝蓋痛的訊號與來自股四頭肌的訊號，都是經由相同的神經傳送到大腦。一旦股四頭肌開始運動，由於傳遞刺激的訊號與膝蓋痛的訊號會混在一起，有時會覺得疼痛似乎沒那麼強烈。

也就是說，鍛鍊股四頭肌不僅能夠減輕膝蓋的負擔，還能抑制脊髓的過度反應，使機能正常化，進而能緩和膝蓋痛。

在鍛鍊股四頭肌的運動中，最重要的是大腿要用力，強化「大腿肌肉」。用眼睛觀察並觸摸大腿肌肉，即可確認股四頭肌的肌力訓練是否確實有效。在不勉強的範圍內，請記得大腿要用力，打造出強壯的大腿肌肉。

雖然在膝蓋疼痛的情況下，要做大腿用力的運動可能會讓人心生畏懼，但這種運動也可以在泡澡時進行，有機會不妨嘗試看看。

一旦透過熱水使身體變暖，不僅患部的疼痛會得到緩和，關節或肌肉也會變得柔軟。請在泡澡時利用一點時間，試著做下頁的「強化大腿肌肉運動」，當作股四頭肌的肌力訓練吧！

強化大腿肌肉運動
泡澡式

1回 1 分鐘

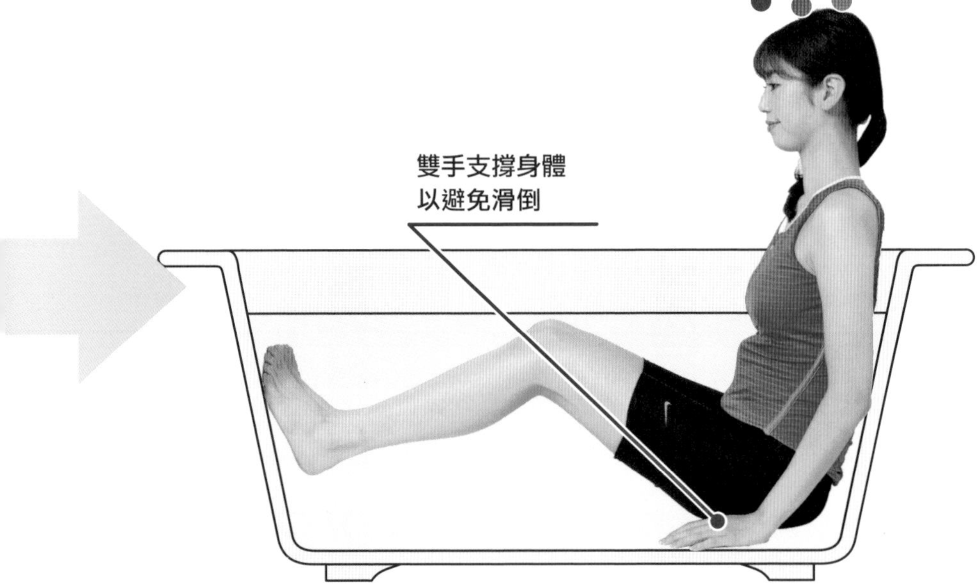
雙手支撐身體
以避免滑倒

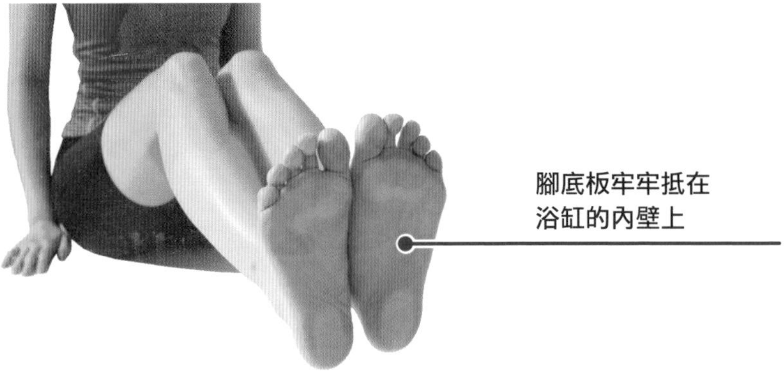
腳底板牢牢抵在
浴缸的內壁上

❶ 泡在浴缸裡，身體靠著浴缸。

❷ 抬起腳跟，雙腳腳底板牢牢抵在浴缸對側的內壁上。

體操的效果

藉由熱水的溫熱效果，可以在不對膝蓋造成負擔的前提下，強化大腿肌肉。

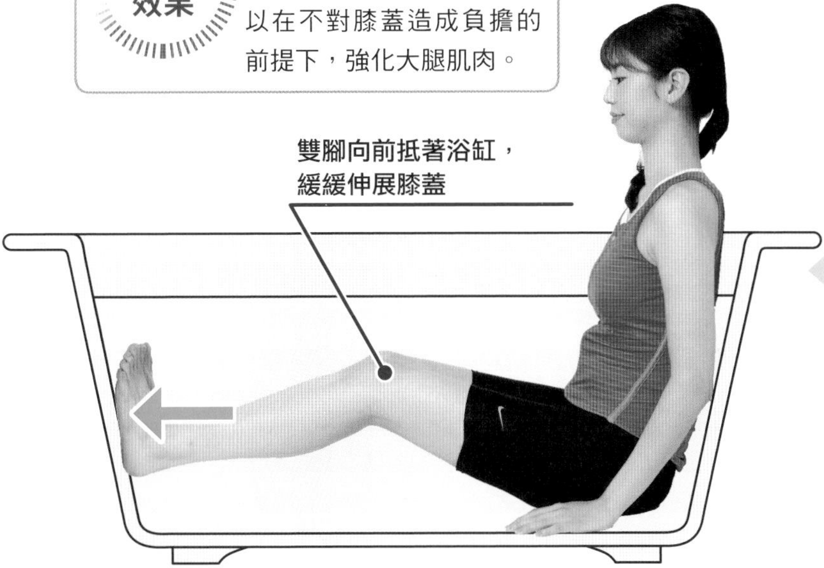

重複5次動作❶～❸ 1回共做1分鐘

1天以4回為標準

在泡澡的時間之外，也可以利用櫃子與牆壁之間的空間，把背部靠在牆上，腳底板抵著櫃子，做伸展膝蓋的運動。

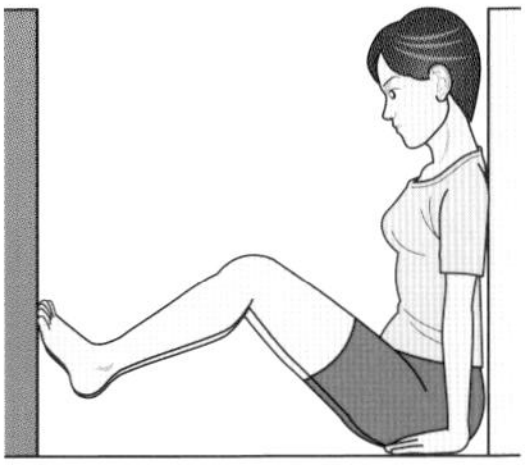

❸ 伸展膝蓋，用力抵住浴缸壁5秒鐘，再緩緩放鬆雙腿的力量5秒鐘，以鍛鍊雙腿的大腿肌肉。重複5次為1回，1天以4回為標準。

強化大腿肌肉運動
枕頭式

1回 1 分鐘

體操的效果
大腿用力的動作，可以有效伸展膝關節周圍的組織。

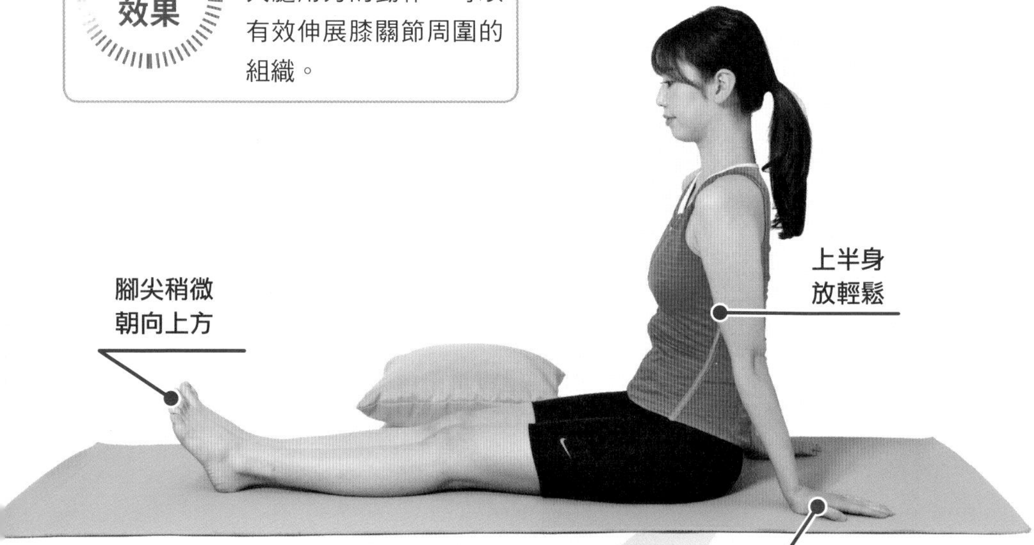
腳尖稍微
朝向上方
上半身
放輕鬆
雙手放在身體後側地板上

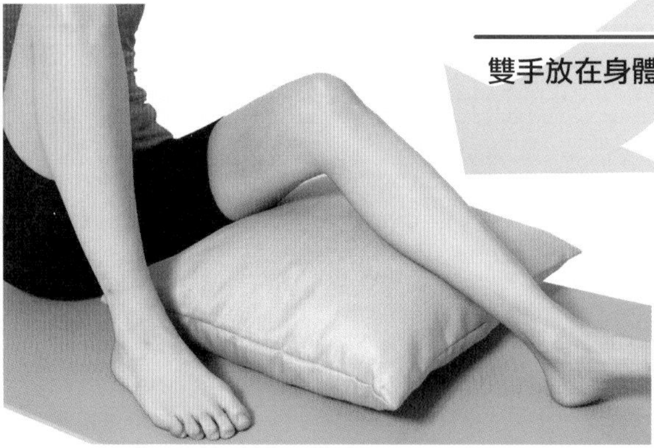

1. 坐在地板上，雙腿伸直，雙手放在身體後側。

2. 在左膝蓋下放一顆枕頭，或把毛巾捲成圓筒狀取代枕頭。輕輕彎曲另一隻腳，豎起膝蓋。

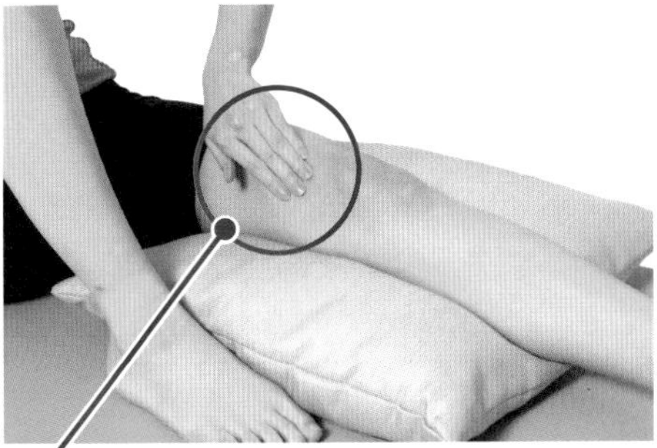

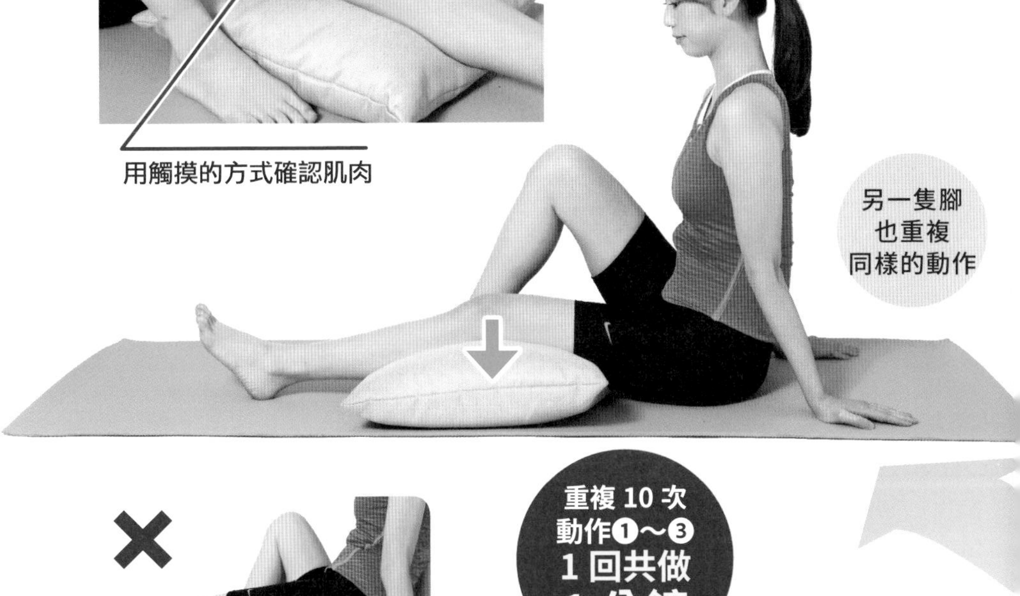
1 分鐘
1 天以
2～3 回
為標準

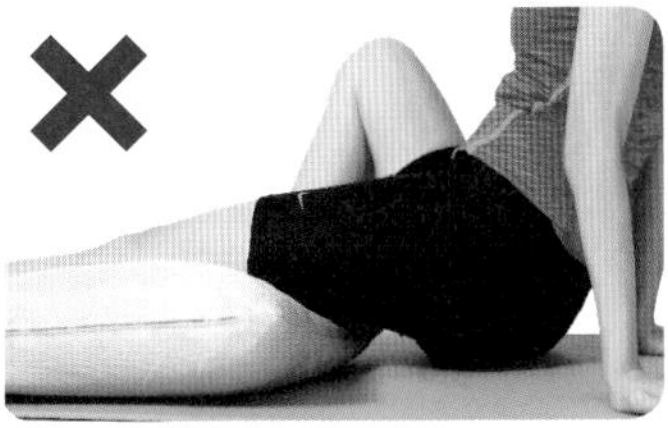

❸ 左大腿一邊用力，一邊向下壓枕頭5秒鐘，同時用手去觸摸股四頭肌，確認肌肉是否有用力。

❹ 重複動作❸的步驟10次，接著換另一隻腳做同樣的動作。

開始做強化大腿肌肉運動後，從不能走路到爬梯參拜神社！

我曾接受某電視節目的採訪，當時請到一位膝蓋痛得無法跪坐的七十幾歲民眾，協助驗證本書介紹的護膝操效果（即頁五〇至五三的「強化大腿肌肉運動」）。那位民眾在開始這項運動之前似乎有點懷疑，這麼簡單又輕鬆的運動有效嗎？

結果，她開始做操才短短三天，就已經出現變化，不僅減輕膝蓋痛，也開始能夠跪坐，效果顯著。

接著在七天之後，她竟然就能跑到香川縣琴平町的金刀比羅宮本宮，自行爬上七百八十五級階梯去參拜。金刀比羅宮有提供搭轎子（石階轎，需付費）上本宮的服務，但她以前就算使用轎子，也會因為疼痛而半路折返，所以這樣應該算是相當大的進步吧！

痛得無法好好走路的人必讀！

第3章

有氧運動以步行為最佳，但疼痛很強烈時，請從扶桌正踏開始

順天堂大學醫學系骨科學特聘教授
黑澤尚

提高膝蓋功能並消除疼痛，以有氧運動最重要

在OARSI（國際骨關節炎研究學會）推薦的退化性膝關節炎治療法「有氧運動」中，又以「步行」最廣受推薦。我在指導膝蓋痛患者做我設計的「抬腳操」時，也會請他們持續搭配適度的步行。

做有氧運動可以改善血液循環，使膝蓋獲得充分的氧氣或營養供給。此外，還能抑制發炎因子「促發炎細胞激素」（細胞分泌的生理活性物質），或生成抗發炎細胞激素，以清除致痛物質，所以疼痛會逐漸減輕。

步行對於改善膝蓋痛是非常有效的有氧運動，但並不是拚命走路就可以，由於膝蓋痛患者的膝蓋並非完好無缺的狀態，**因此步行時必須考慮到膝蓋的狀況。像是一天一萬步的闊步式「健走」，就無法推薦給膝蓋痛的患者。**健走是給健康且膝蓋完好的人鍛鍊身體用的，對膝蓋痛患者來說，會對膝蓋造成過大的負擔，進一步磨損軟骨，引起更嚴重的發炎。

步行是最基本的有氧運動

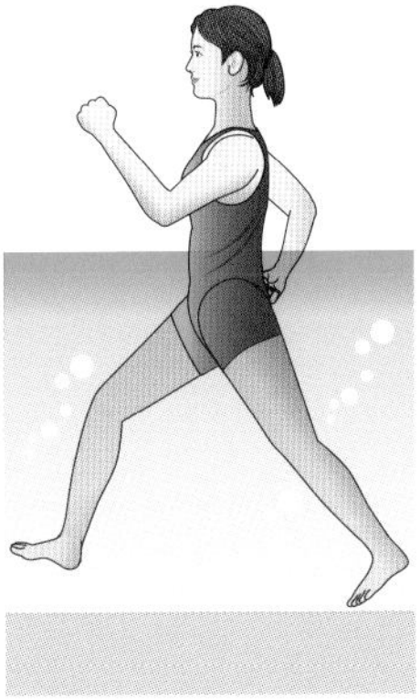

在游泳池中進行
水中步行運動

在戶外進行的
步行運動

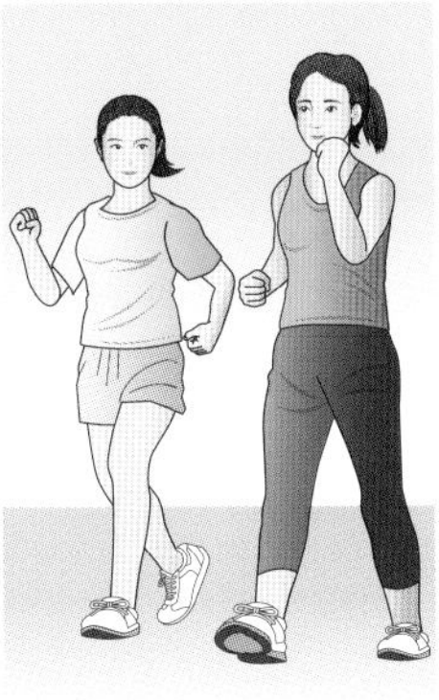

膝蓋痛患者為了防止軟骨磨損，一天的步數必須控制在五千到六千步之間。步行的方式只要本人不會感覺很難受即可，不管是慢慢行走、小步行走、身體左右搖晃，或一拐一拐地走都沒關係，只要本人感覺很輕鬆，不會疼痛即可。此外，若能前往游泳池，也推薦水中步行，由於水的浮力可以減輕膝蓋負擔，因此若是待在水中，走很多步也沒關係。

膝蓋痛患者不宜過度走路，「扶桌正踏」適合在家練習

步行雖然是改善膝蓋痛的有效運動習慣，**但嚴禁因此忍痛步行**。基本概念是藉由施加體重在膝蓋上並活動膝蓋，預防膝關節的廢用性萎縮，減輕發炎的程度。如果對膝關節施加負擔導致症狀惡化，反而會造成反效果。

對於膝蓋痛患者，我會推薦「自然的步行」。也就是以自己的實際感受為準，**採取不會疼痛的步行方式。即使彎腰駝背、步伐很小、走得歪七扭八、身體左搖右晃，或走得一拐一拐的都無所謂**。只要能更輕鬆地步行，不會感到疼痛即可。

然而，骨科院所在指導患者步行復健時，會說要「抬頭挺胸地走路」。如果是雙腿健全的年輕人，當然可以那樣走路，但對於膝蓋痛的患者來說，那並不能算是正確的走路方式。那種走路方式不見得適合所有的膝蓋痛症狀，因此復健時的步行指導，請當作參考即可。

膝蓋痛患者在做步行運動時，雖然不會疼痛是重點之一，但不要走太多路也很重要。一般來說，一天走一萬步有益健康，但有項研究發現，中高齡者一天走超過八千步時，之後不管再走多少步，對健康的效果都不會有太大的差異，反倒是每天走一萬步的人，要當心別造成膝蓋或腰等部位的關節受傷。

膝蓋痛患者為了防止關節軟骨磨損，必須將步數控制在六千步以下。此外，即使低於這個數字，只要走路走到膝蓋會痛就該休息，不要忍痛繼續行走，請休息到膝蓋不痛時，慢慢折返回家吧！

如果這樣做還是很擔心膝蓋，我推薦你做下頁的**「扶桌正踏」**，不需要去外面走路，在室內即可輕鬆完成。只要扶著桌子（穩固的椅背也可以）就能減輕膝蓋的負擔，保持前傾姿勢讓桌子分擔體重，然後像在走路一樣原地踏步即可。

扶桌正踏

1回 1 分鐘

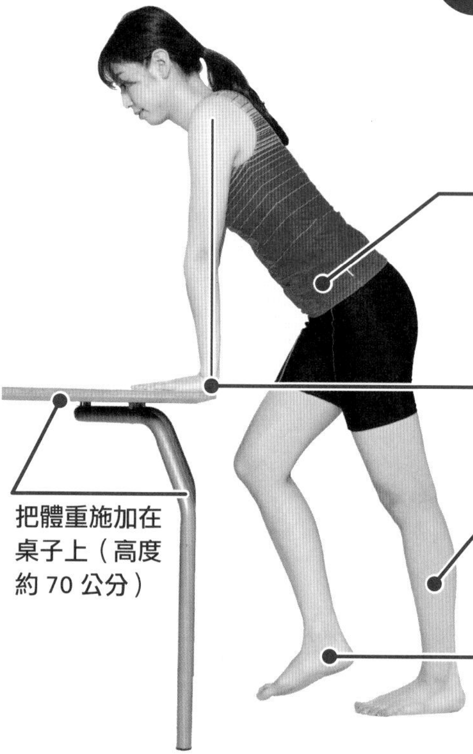
稍微前傾
雙手放在桌上，
肩線保持在雙手正上方
計算踏步次數
（左、右踏一次算 2 步）
抬腳的高度
以不勉強的程度為準

1回共做 1分鐘

1天以 2～3回 為標準

❶ 站在桌子（高度最好約70公分）前面，雙手放在桌上。手放桌上時，雙肩保持在手掌位置正上方，採取稍微前傾的姿勢。

❷ 保持動作❶的狀態，將體重施加在桌上，在不勉強的程度下交互抬起左右腳，像在走路一樣原地踏步。踏步1分鐘為1回，1天以2～3回為標準。

※習慣以後，試著挑戰不扶任何東西的「原地踏步」。

先練習扶桌正踏，待膝蓋不痛時再開始步行

步行雖然對治療膝蓋痛非常有效，但疼痛尚未完全治癒或擔心在外走路者，不需要刻意勉強去外面走路。請在室內做「扶桌正踏」，維持雙腿的肌力即可。一次做一分鐘，習慣以後再慢慢增加次數。另外也可以試著挑戰不扶桌子做「原地踏步」。

待扶桌正踏或原地踏步都不會感覺膝蓋痛時，才可進入步行階段。此外，膝蓋痛患者有可能因為雙腿僵硬而難以行走，如果在步行之前先試著做扶桌正踏，有助於使步行更順暢，請不妨一試。開始步行後請注意下列事項：

習慣後改做「原地踏步」

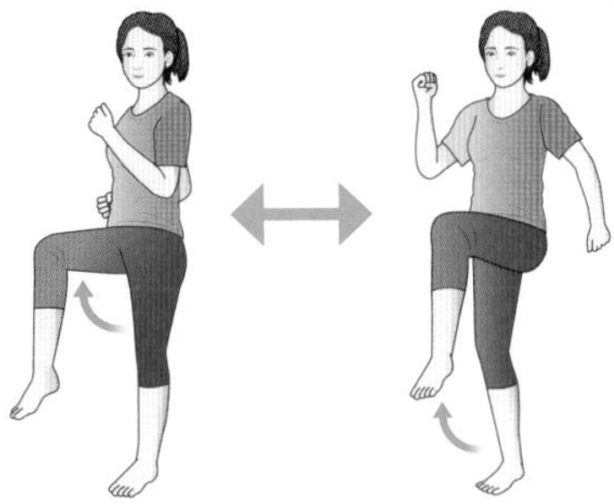

習慣扶桌正踏以後，可以試著挑戰不扶任何東西的「原地踏步」。

❶步行前後做伸展運動　中高齡者因為肌肉柔軟度衰退、僵硬，所以請在步行前後做「屈伸」或「踏步」等伸展運動。

❷選擇適合的鞋子　請穿步行專用的鞋子，因為緩衝力高，能減輕膝蓋的負擔。

❸盡量在平地行走　由於下坡路或階梯對膝蓋的負擔很大，因此請避開斜坡、山路、石階或陸橋，盡量走平地。

❹適度補充水分　步行時，體溫會上升，身體會流汗，為了預防脫水症狀，請攜帶水壺或寶特瓶補充水分。

❺膝蓋痛就停止　如果走到一半膝蓋痛了起來，請稍作休息後折返，不要忍痛行走。

❻在清晨或傍晚步行　高齡者較難察覺到自身體溫的變化，天氣熱時恐怕會中暑，因此請避開日照強烈的白天，選擇涼爽的時段步行。

❼確認身體狀況　隨時留意「是否比平時流了更多汗」、「是否出現心悸」、「是否累積疲勞」等身體狀況，如果出現異狀，請中斷步行一段時間，等到身體狀況恢復後，在不勉強的範圍內重新開始。

無法跪坐的末期膝蓋痛患者，靠扶桌正踏及走路五千步改善症狀

在東京擔任茶道老師的白川芳美女士（七十四歲，化名），大約四年前在課堂上準備跪坐時，雙膝突然感覺到強烈疼痛，從此以後便無法持續跪坐，連教室也因此關閉。

她前往骨科接受診療，結果被診斷為退化性膝關節炎中末期，醫師開了NSAIDs（非類固醇消炎止痛藥）與藥布給她，從那天起，她就展開復健生活，而且每半個月就要接受一次關節玻尿酸注射，不過症狀遲遲未改善，半年後便轉診到大醫院，那裡的醫師建議她做人工膝關節置換手術，但由於不能跪坐，加上手術要削掉骨頭等原因令她感到不安，因此她便從那家醫院轉介到我所在的醫院。

我先請她用冰袋冰敷膝蓋消腫，並開給她與NSAIDs含有相同成分的外用藥膏，還指導她每天在家做「抬腳操」等膝蓋運動。

一個月後，白川女士的膝蓋雖然還有一點腫脹，但疼痛已經減輕許多，可以不靠拐杖行走，因此她也開始做步行運動。

首先，她從一天一分鐘的「扶桌正踏」開始。最初她的腳很僵硬，無法隨心所欲地運動，後來疼痛逐漸減輕，變得可以輕鬆活動雙腳。

一週後，除了原本的扶桌正踏，她也開始每天行走五千步以下，並持續注意不要走太多步，結果三個月後膝蓋不再腫脹，疼痛大幅改善，股四頭肌的線條也更漂亮了。半年後，聽說她的雙膝可動範圍恢復至一四五度，只要使用跪坐凳就能坐在榻榻米上，連茶道教室都能重新開課。

白川女士後來依然有來我的醫院，但不知道是否因為持續做抬腳操及扶桌正踏的關係，她的退化性膝關節炎幾乎不再惡化。如今她已經能夠自由伸展膝蓋，即使坐在榻榻米上，膝蓋也不再疼痛了。

第4章

入浴時進行一分鐘緩慢屈伸，可擴大膝蓋的可動範圍

順天堂大學醫學系
骨科學特聘教授
黑澤尚

膝蓋愈痛愈需要伸展，可避免僵硬並擴大可動範圍

隨著退化性膝關節炎的惡化，彎曲膝蓋也會變得不順暢。由於膝蓋會痛得無法充分彎曲，因此跪坐或蹲下時都會很辛苦。

退化性膝關節炎之所以會造成膝蓋無法彎曲，是因為膝關節周圍的韌帶（連接骨頭與骨頭的強韌纖維組織）、關節囊、股四頭肌等軟組織萎縮的緣故（又稱攣縮）。若膝關節周圍的軟組織萎縮，彎曲膝蓋時會有緊繃感，導致膝蓋的可動範圍（可以活動的範圍）會變小。

膝關節周圍的軟組織一旦攣縮，就很難變得柔軟。話雖如此，**如果因為膝蓋疼痛而持續靜養，平常生活都盡可能不使用膝蓋，膝蓋的可動範圍只會愈來愈小，並且漸漸無法彎曲。**

因此，對於有退化性膝關節炎的人來說，做彎曲膝蓋的伸展運動，擴大膝關節

的可動範圍是很重要的。在OARSI（國際骨關節炎研究學會）提出的建議中，也很重視膝關節可動範圍的擴大訓練。

膝蓋的可動範圍

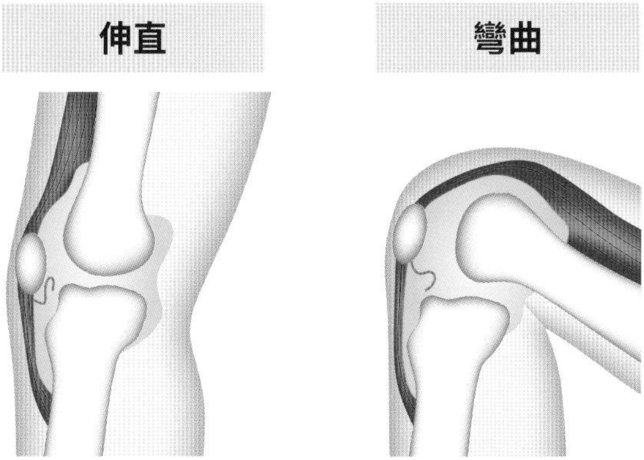

膝蓋會在同一平面上彎曲或伸直，彎曲的角度分別為跪坐時約150度、蹲下時約120度、步行時約60度。

不過，許多患者一彎曲膝蓋就會痛，很難持續做伸展運動，因此必須在不勉強的範圍內，以不會疼痛的方式進行伸展。

我指導患者的方式是**在入浴時進行「緩慢屈伸」**。

緩慢屈伸是利用洗澡水的溫熱效果來進行，不僅可以一邊熱敷一邊屈伸膝蓋，水的浮力還能減輕膝蓋的負擔，因此能夠輕鬆擴大可動範圍。

熱敷及緩慢屈伸運動，有效消除膝蓋僵硬

入浴時，趁著膝蓋充分暖和時，**進行「緩慢屈伸」，對於改善膝蓋周圍肌肉或韌帶（連接骨頭與骨頭的強韌纖維組織）的攣縮（變得僵硬），並擴大膝蓋可動範圍，可說是非常有效。**

在骨科進行的非侵入性治療中，有一種是替患部熱敷的「溫熱療法」。熱敷患部可以舒緩肌肉或韌帶的緊繃，有助於擴大可動範圍。此外，改善血液循環也有助於消除引發疼痛的致痛物質，減輕疼痛程度。

緩慢屈伸可以分成兩種，分別是❶輕症的情況及❷重症的情況。膝蓋可以彎曲至膝窩與臀部之間（距離僅一到兩個拳頭）的人，適用輕症者的情況；膝蓋只能彎曲至九十度（直角）左右的人，適用重症者的情況。**在入浴時運動可能會因體溫上升而頭暈腦脹，因此緩慢屈伸請重複做兩次即可。**

緩慢屈伸①

1回 1 分鐘

輕症者適用

適用於膝蓋可以彎曲至膝窩與臀部之間（僅距離一到兩個拳頭）的人

動作①～④
1回共做
1分鐘

1天以
1～2回
為標準

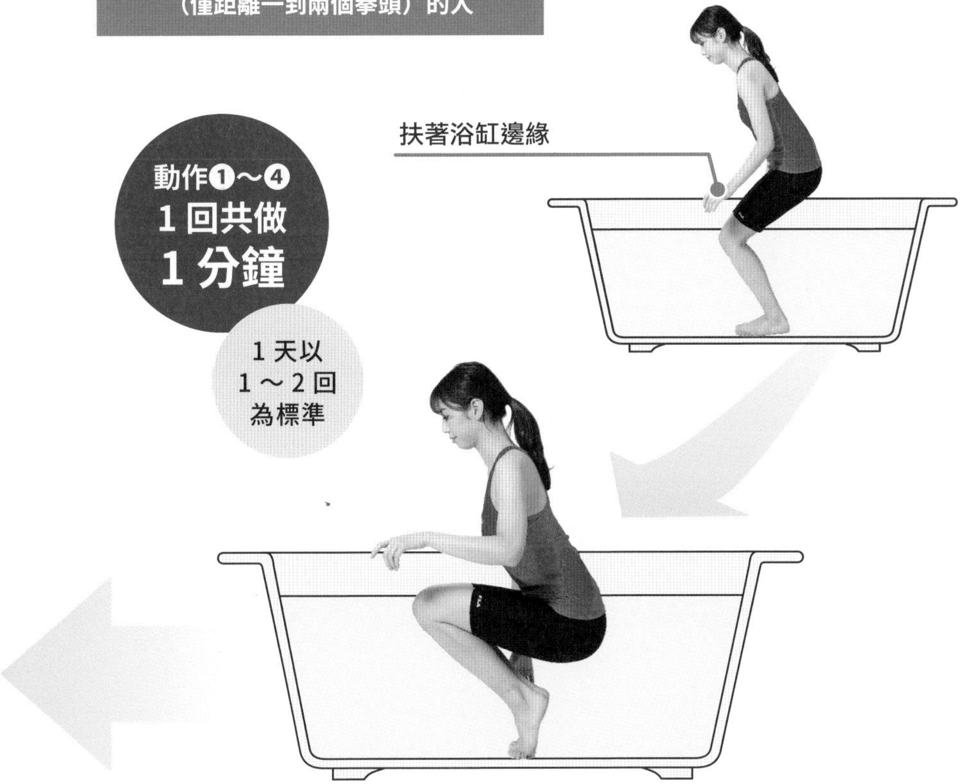

1. 泡進浴缸的溫水裡，待身體充分暖和後，雙手扶著浴缸的邊緣，緩慢且深深地彎曲膝蓋。

2. 在不會痛的範圍內，雙手扶著浴缸邊緣，深深彎曲膝蓋，慢慢地數到十。跪坐時不會感覺痛的人，也可以採取跪坐姿勢進行。

緩慢屈伸❶

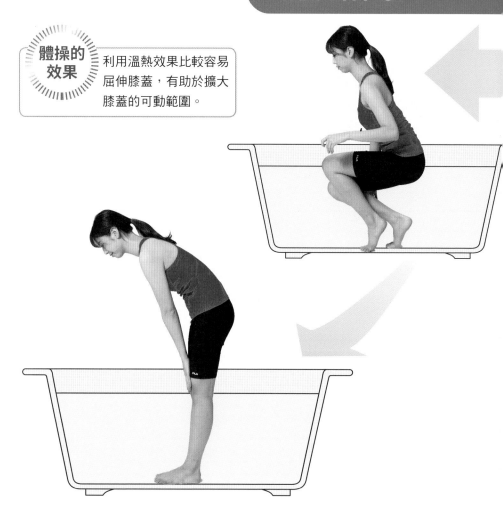

體操的效果

利用溫熱效果比較容易屈伸膝蓋，有助於擴大膝蓋的可動範圍。

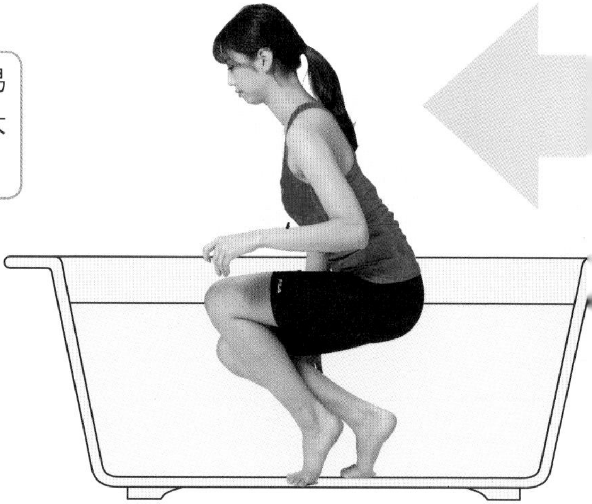

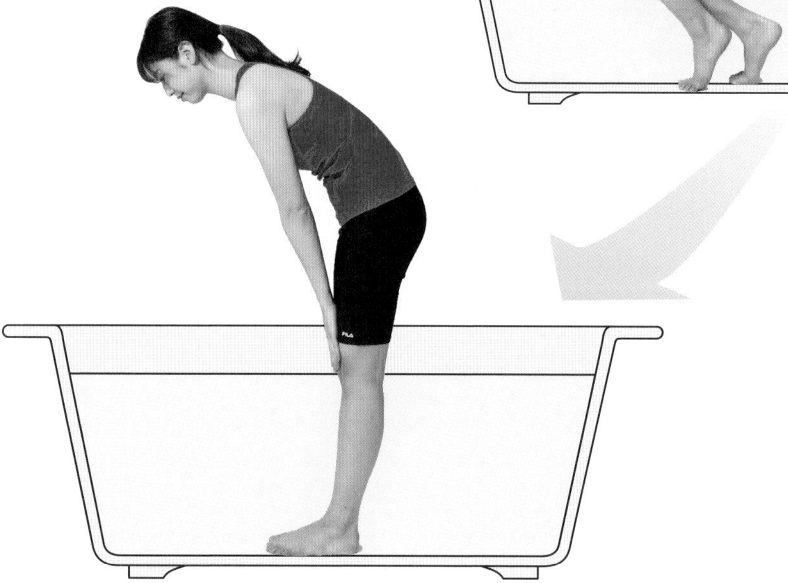

❸ 雙手扶著浴缸邊緣，緩慢地站起來，盡量不要讓體重施加在膝蓋上。

❹ 雙手扶著膝蓋，並用雙手壓膝蓋十次，直到膝蓋盡可能伸直為止（在不勉強的前提下）。

緩慢屈伸❷

1回 1 分鐘

●重症者適用

**適用於膝蓋只能彎曲至
90度（直角）左右的人**

**動作❶～❷
1回共做
1分鐘**

1天以
1～2回
為標準

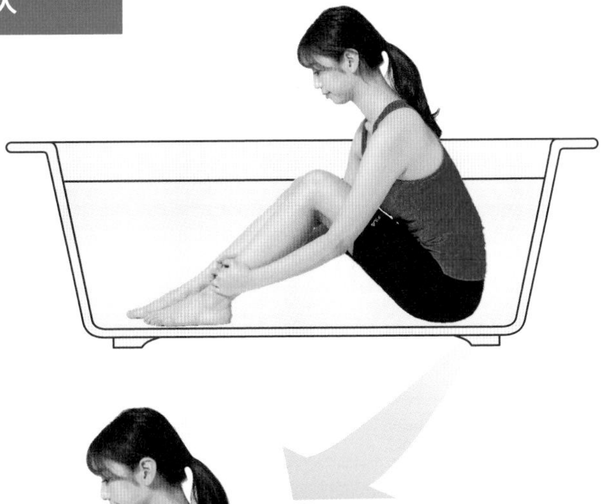

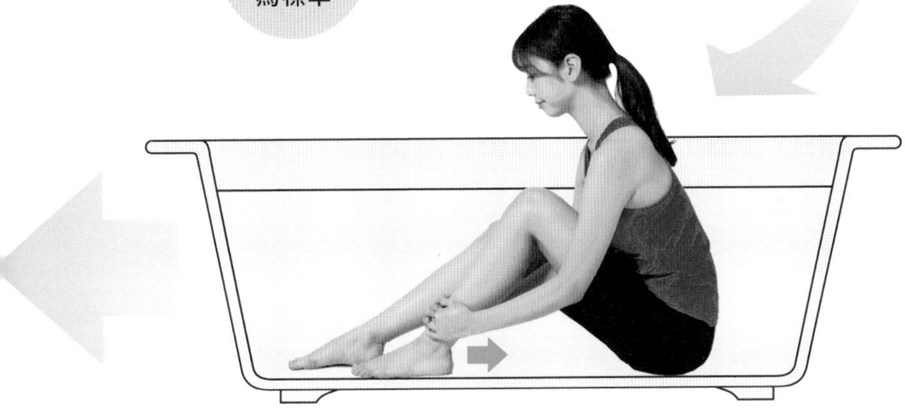

❶ 泡進浴缸的溫水裡，等身體充分暖和後，用雙手抓住一隻腳的腳踝。

❷ 在不會痛的範圍內，用雙手將腳踝拉向身體這一側，並保持這個狀態，慢慢數到十。另一隻腳也重複同樣的步驟。

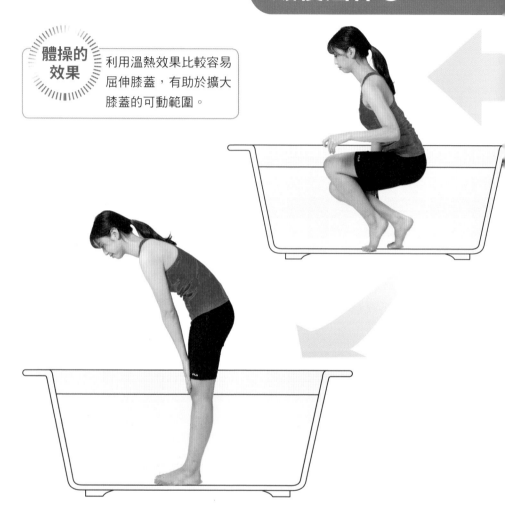

緩慢屈伸❷

體操的效果

利用溫熱效果比較容易屈伸膝蓋，有助於擴大膝蓋的可動範圍。

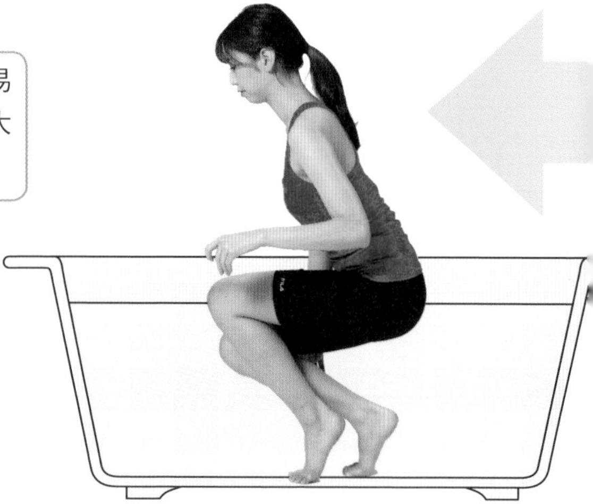

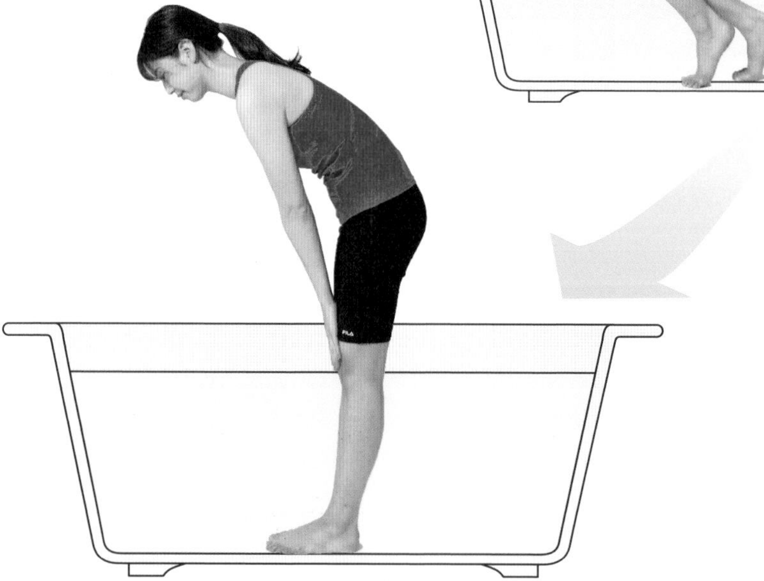

❸ 雙手扶著浴缸邊緣，緩慢地站起來，盡量不要讓體重施加在膝蓋上。

❹ 雙手扶著膝蓋，並用雙手壓膝蓋十次，直到膝蓋盡可能伸直為止（在不勉強的前提下）。

膝蓋骨下疼痛的人必讀！

第5章

難以治癒的膝蓋痛找到原因了！滑動膝蓋骨可放鬆髕骨下脂肪墊

千葉大學研究所醫學研究院特聘教授
渡邊淳也

最新研究發現，膝蓋痛也可能是「髕骨下脂肪墊」所致

主訴膝蓋痛的患者，有九成以上罹患的是膝關節變形，進而引起的退化性膝關節炎。

退化性膝關節炎是因膝蓋軟骨磨損，造成關節變形所引起的疾病。不過退化性膝關節炎所造成的膝蓋痛，並不是因為膝蓋軟骨磨損、受傷，互相摩擦所引起的。其實**膝蓋軟骨完全沒有痛覺神經通過**，因此不會是膝蓋軟骨本身發出的疼痛。換句話說，光是軟骨磨損並不會感到疼痛。

退化性膝關節炎所引起的膝蓋痛，大多都是**包覆膝關節的關節囊內側（滑膜）發炎所致**。膝蓋軟骨或半月板一旦磨損或受傷，會產生細微的磨耗粉並刺激滑膜，此時滑膜會分泌一種叫「促發炎細胞激素」的生理活性物質，並造成發炎（滑膜炎），所以才會產生疼痛。

什麼是髕骨下脂肪墊？

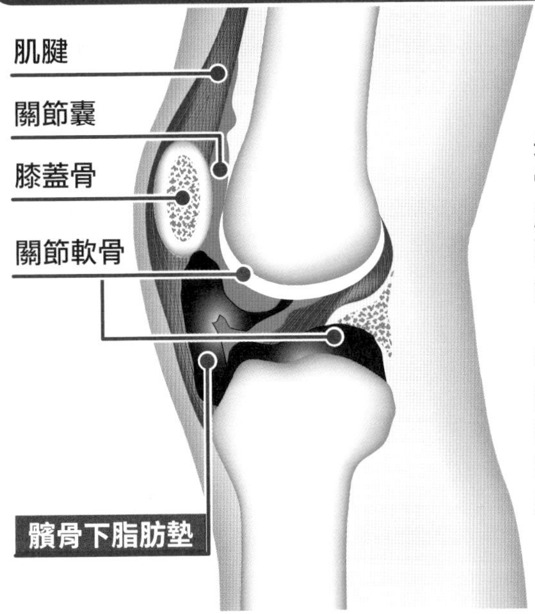

髕骨下脂肪墊是位於髕骨（膝蓋骨）下的脂肪組織，周圍被一層膜所包覆，是非常柔軟的組織。

髕骨下脂肪墊有許多神經組織通過，近期研究發現這個組織對疼痛很敏感，會引起膝蓋疼痛。

同時，除了滑膜炎之外，最近還發現一種與膝蓋痛有關的組織，十分受到關注，那就是**「髕骨下脂肪墊」**。

髕骨下脂肪墊正如其名，就是位在髕骨（膝蓋骨）下的脂肪組織，這是一種非常柔軟的組織。

這個組織有細小的血管流經，還有許多神經通過，但一直到最近的研究才發現，這個髕骨下脂肪墊對於疼痛很敏感，會引起膝蓋疼痛※。

※資料來源：Dye.S et al:Conscious neurosensory mapping of the internal structures of the human knee without intra articular anesthesia. Am J SportsMed,26:773-777,1998.

關於髕骨下脂肪墊的研究，在世界各地有許多人在進行，其中美國史丹佛大學的傑森・德拉古博士（Dr. Jason Dragoo）等人自二〇一二年起，發表過許多有關髕骨下脂肪墊的功能或疼痛機制的研究成果，使得**髕骨下脂肪墊是膝蓋痛原因**一事變得廣為人知。

髕骨下脂肪墊位於髕骨、股骨與脛骨的縫隙之間，是髕骨與股骨之間的緩衝，具有替膝蓋減緩衝擊的作用。此外，根據德拉古博士等人的研究，髕骨下脂肪墊對於膝關節的負荷或力學上的壓力，據推測有儲藏修復細胞的功能。

膝關節一旦發炎，髕骨下脂肪墊也會受到影響而腫脹，使體積變大。**目前已知髕骨下脂肪墊有無數神經通過，是膝關節中最**

髕骨下脂肪墊的 MRI 圖像

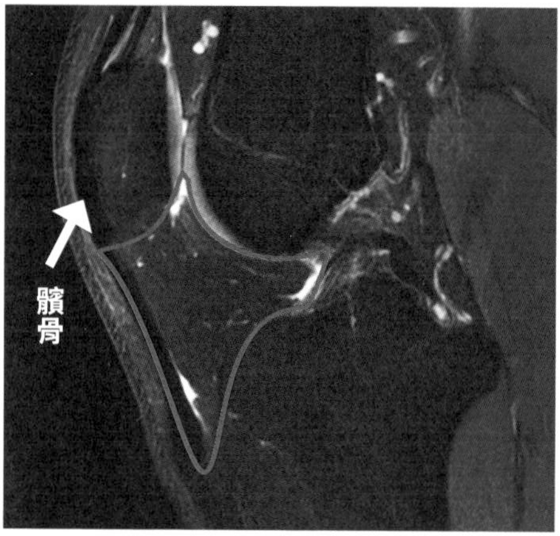

正常的髕骨下脂肪墊的 MRI（核磁共振造影）圖像（紅線圈起的部分）。髕骨下脂肪墊的狀態可以透過 MRI 或超音波檢查進行確認。

容易感受到疼痛的部位。

一旦膝關節發炎並影響到髕骨下脂肪墊，進而腫脹，**膝蓋就會經由髕骨下脂肪墊的神經感受到強烈疼痛**。此外，膝蓋不再發炎後，髕骨下脂肪墊的體積也會變小，同時不再感到疼痛。

所以，與其說是髕骨下脂肪墊直接引起發炎並造成疼痛，最近主流的想法是「膝關節發炎會對髕骨下脂肪墊產生作用，並引發疼痛」。

雖然也有人認為是髕骨下脂肪墊本身引起發炎而造成疼痛，但即使在那種情況下，也應該視為受周圍組織發炎影響下的結果，而非髕骨下脂肪墊本身有問題而造成發炎。

髕骨下脂肪墊的狀態可以透過ＭＲＩ（核磁共振造影）或超音波檢查進行確認，如果有發炎或纖維化（可參閱下頁內容）等情況，從圖像上就可以看得出來。目前對於髕骨下脂肪墊還有許多不清楚之處，不過隨著未來的研究進展，期待可以找到改善膝蓋痛的有效療法。

髕骨下脂肪墊若長期發炎，會使膝蓋的痛感增加

位於膝蓋骨下的髕骨下脂肪墊，與沒有神經通過的膝蓋軟骨不同，是有許多神經通過的組織。

一旦膝關節發炎，髕骨下脂肪墊就會受影響而腫脹、發痛。當膝關節消炎以後，髕骨下脂肪墊也會消腫，並且不再疼痛。

然而，膝關節發炎的情形有時會長達一至三年。在這種情況下，原本柔軟且充滿彈性的髕骨下脂肪墊，有可能因纖維化而變硬。

此時，**由於纖維化的組織會沾黏在韌帶（連接骨頭與骨頭的強韌纖維組織）或肌肉上**，無法發揮緩衝的功能，膝蓋也無法順暢地屈伸，因此就會感覺到疼痛。

此外，髕骨下脂肪墊一旦纖維化，還會發生一個問題，就是疼痛的傳導神經會增加。

髕骨下脂肪墊因纖維化而變硬以後，就會發生「血管新生」。血管新生就是從舊有的血管衍生出新的血管，形成新血管網絡的現象。

其實人類的身體有一種機制，就是每當新血管生成時，神經纖維就會沿著血管延伸。

換句話說，每當血管增加，神經也會一併增加，**於是這些多增加的神經會將疼痛訊號傳到大腦，讓人感覺膝蓋更加疼痛。**

只是由於新生成的神經功能遜於舊有的神經，因此比起刺痛感，似乎大多會感覺到的是不舒服的疼痛，或隱隱約約悶痛的感覺。這些新生成的神經持續感受到疼痛，會使脊髓或大腦記住痛覺，進而比之前更常感覺到疼痛。

欲治療髕骨下脂肪墊所造成的膝蓋痛，似乎很多人會採取阻斷疼痛的「注射阻斷」法。

髕骨下脂肪墊的 MRI 圖像

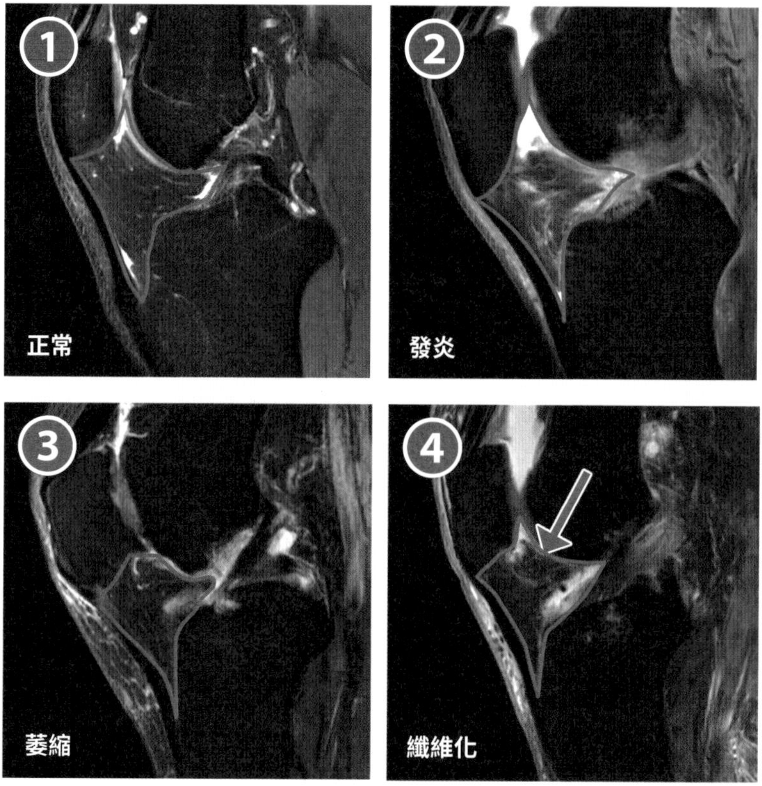

正常的髕骨下脂肪墊（照片❶），可以看見一大片均勻的髕骨下脂肪墊（紅線圈起的部分，以下同）；在發炎的狀態下（照片❷），可以看到有一部分積液（白色的部分）；在萎縮的狀態下（照片❸），整個髕骨下脂肪墊都縮小了；在纖維化的狀態下（照片❹），紅色箭頭的部分均被又黑又粗的纖維取代。

按壓髕骨肌腱，可判斷疼痛是否來自髕骨下脂肪墊

髕骨下脂肪墊是每個人的膝關節都有的組織，原本是有輕度黏性的柔軟組織，然而膝關節若長期處於發炎狀態，髕骨下脂肪墊的組織就會纖維化，失去柔軟度，出現異常的神經纖維增生並產生疼痛。近年來，這種髕骨下脂肪墊所造成的疼痛，因為被發現是膝蓋痛的新原因，所以十分受到關注。

髕骨下脂肪墊纖維化的原因，據信有以下這幾點：

❶**膝蓋損傷**　半月板損傷、退化性膝關節炎、膝蓋手術等。

❷**肥胖**　體重增加導致膝蓋負擔變大。

❸**大量行走、跑步或運動所造成的過度負荷**　運動過度會對膝蓋造成負擔，缺乏運動也會對髕骨下脂肪墊產生負面影響。

❹**老化**　老化也是髕骨下脂肪墊纖維化的主因之一。

❺**勉強的姿勢或動作**　不適當的姿勢或動作，會形成過度的壓力。

❻挫傷等外傷　膝蓋遭受強烈撞擊等情形。

左頁會介紹如何檢查髕骨下脂肪墊的狀態，是一種很簡單的方法，所以請務必一試。

檢查髕骨下脂肪墊的「按壓髕骨肌腱法」，正如其名所示，是用手指按壓連接髕骨（膝蓋骨）與脛骨（小腿骨）的髕骨肌腱。

髕骨下脂肪墊位於股骨、脛骨、髕骨與髕骨肌腱之間，呈現被包圍的形狀。由於髕骨下脂肪墊是厚厚一層墊在髕骨肌腱的正下方，因此只要按壓髕骨肌腱，兩側就會柔軟地隆起。

不過，髕骨下脂肪墊只會在正常且健康的狀態下，才會柔軟隆起。**假如髕骨下脂肪墊已經纖維化，即使按壓髕骨肌腱也有可能不會隆起，或者會感到疼痛。在這種情況下，髕骨下脂肪墊有可能是造成膝蓋痛的一大原因**（不過這完全因人而異，請視為有此可能性即可）。

按壓髕骨肌腱的重點是，按壓的位置要在髕骨肌腱上，而非膝蓋骨上。如果在伸直膝蓋的狀態下按壓膝蓋骨，髕骨肌腱的周圍會隆起，但這只是關節內的積水造成隆起，此處隆起的並非髕骨下脂肪墊。

如果運用這個檢查法進行確認，發現膝蓋痛的原因很有可能來自髕骨下脂肪墊時，請務必試試看頁八七介紹的「滑動膝蓋骨」。

檢查髕骨下脂肪墊的「按壓髕骨肌腱法」

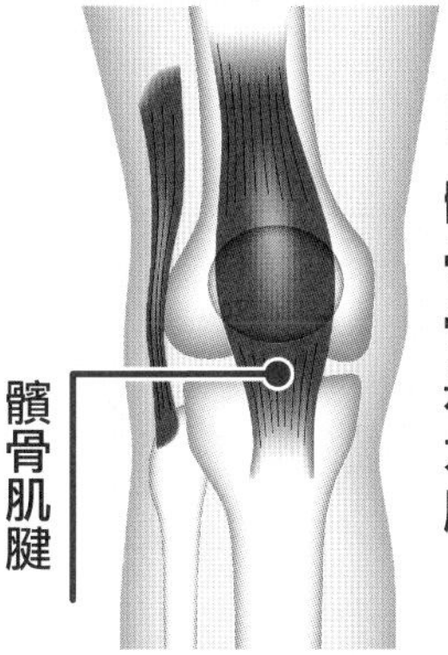

何謂髕骨肌腱？

髕骨肌腱是位在膝蓋骨（髕骨）正下方，連接髕骨與脛骨（小腿骨）的肌腱，也就是採跪立姿勢（膝蓋跪地、大腿豎直的狀態）時，大力壓在地面上的部位。

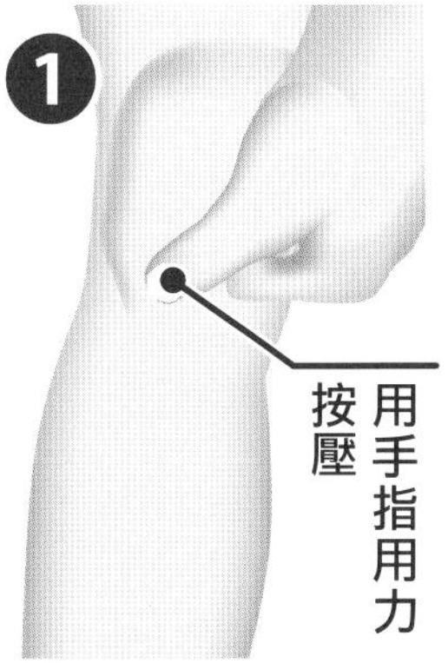

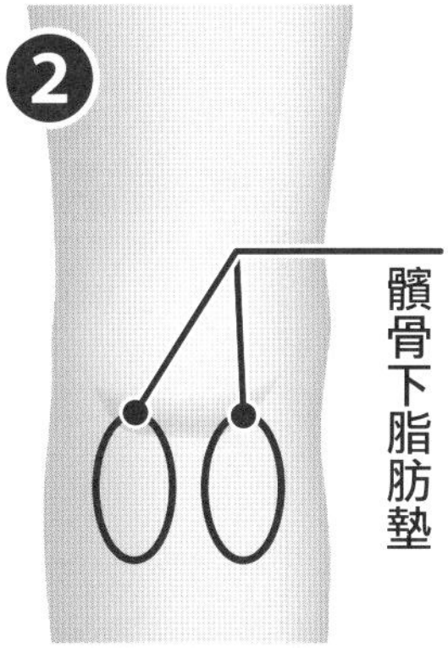

1. 在膝蓋伸直的狀態下，用手指用力按壓髕骨肌腱。重點是要按壓膝蓋的下側，而非膝蓋骨。

2. 髕骨肌腱兩側隆起的部分就是髕骨下脂肪墊。在健康的狀態下是柔軟的，但如果很僵硬或感覺疼痛，可以透過頁87的「滑動膝蓋骨」來舒緩。

只要上下滑動膝蓋骨，疼痛就會立即緩和

想要使纖維化變硬的髕骨下脂肪墊變柔軟，並鬆開與韌帶（連接骨頭與骨頭的強韌纖維組織）或肌肉的沾黏，頁八七的**「滑動膝蓋骨」是很有效的方法**。只要能恢復髕骨下脂肪墊原本的柔軟度、鬆開沾黏、恢復流動性，據信就能大幅改善膝蓋痛。

「滑動膝蓋骨」是滑動髕骨下脂肪墊，使膝蓋骨活動更順暢的方法。每次執行應該都能即時緩和疼痛，並實際感受到膝蓋可以屈伸得更加順暢。若能恢復髕骨下脂肪墊的柔軟度與流動性，相信也能大幅減輕膝蓋的疼痛。此外，滑動膝蓋骨之前，**最好也先做頁八五至八六的「伸直膝蓋」與「彎曲膝蓋」，讓膝蓋能夠順利地活動**。

另外，在滑動膝蓋骨時，嚴禁過度施力，避免對髕骨下脂肪墊造成額外的負擔。

伸直膝蓋

1回 1 分鐘

動作❶～❸
1回共做
1分鐘

1天以
2～3回
為標準

左右重複
同樣的步驟

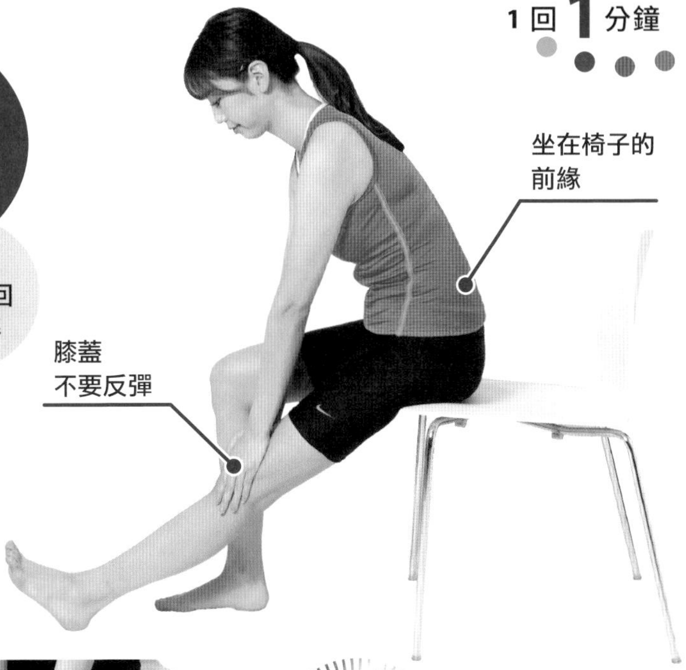

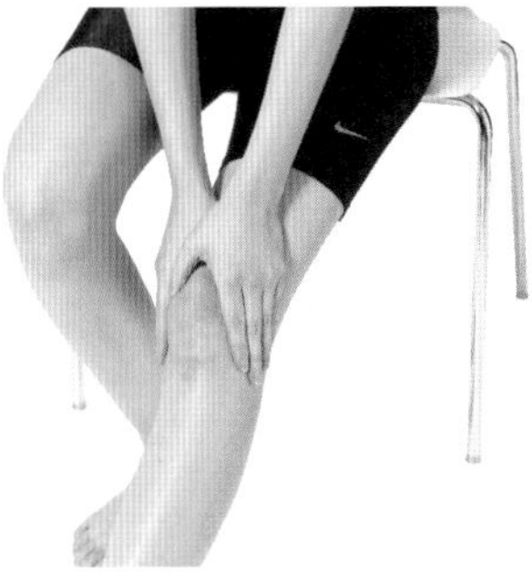

體操的效果

藉由屈伸膝關節，讓變硬的髕骨下脂肪墊恢復柔軟。此外，也有增加血液流動、緩和疼痛的效果。

❶ 淺坐在椅子上，伸直左腳。

❷ 雙手放在左腳膝蓋上，輕壓 30 秒使膝蓋保持伸直，按壓時膝蓋不要反彈。

❸ 另一隻腳也重複相同的步驟。

彎曲膝蓋

1 回 1 分鐘

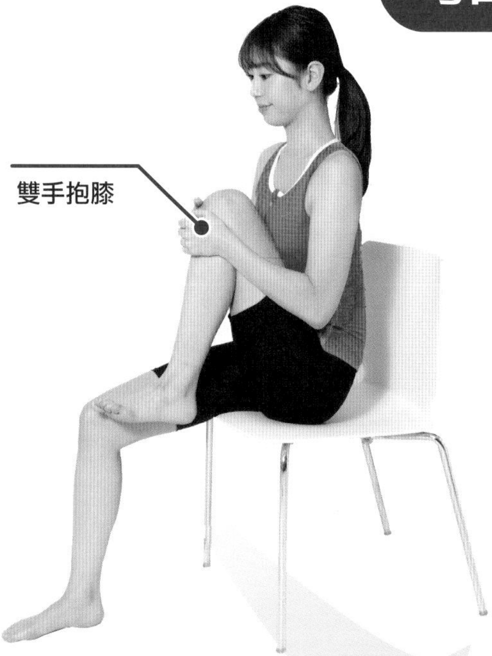

動作❶～❸
1 回共做
1 分鐘

1 天以
2 ～ 3 回
為標準

左右重複
同樣的步驟

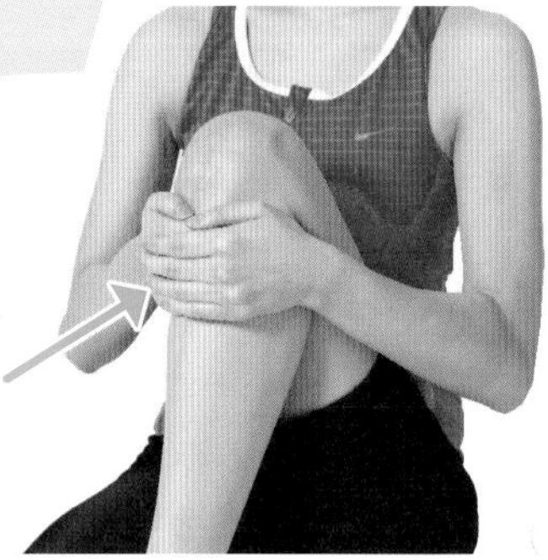

體操的效果

藉由屈伸膝關節，讓變硬的髕骨下脂肪墊恢復柔軟。此外，也有增加血液流動、緩和疼痛的效果。

❶ 背脊打直，深坐在椅子上。

❷ 彎曲左膝，並用雙手抱膝，往胸口拉近並維持該姿勢 30 秒。

❸ 另一隻腳也重複相同的步驟。

滑動膝蓋骨

1回1分鐘

體操的效果

滑動僵硬的髕骨下脂肪墊，可以改善膝蓋的疼痛。

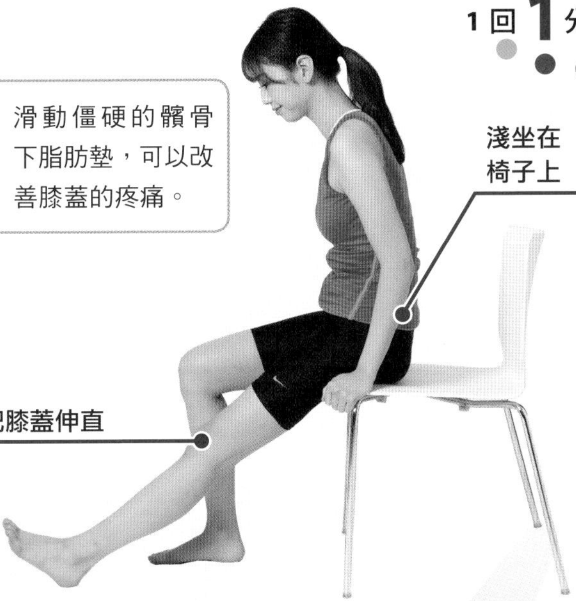
淺坐在
椅子上
把膝蓋伸直

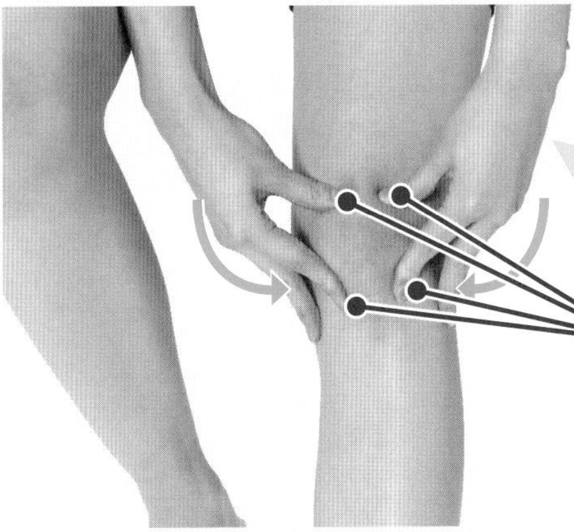
用雙手拇指與
食指捏住膝蓋骨

1. 坐在椅子上，把會痛的那一側膝蓋伸直。
2. 用雙手拇指與食指捏住膝蓋骨。

動作❶～❹
1 回共做
1 分鐘

1 天以
2 ～ 3 回
為標準

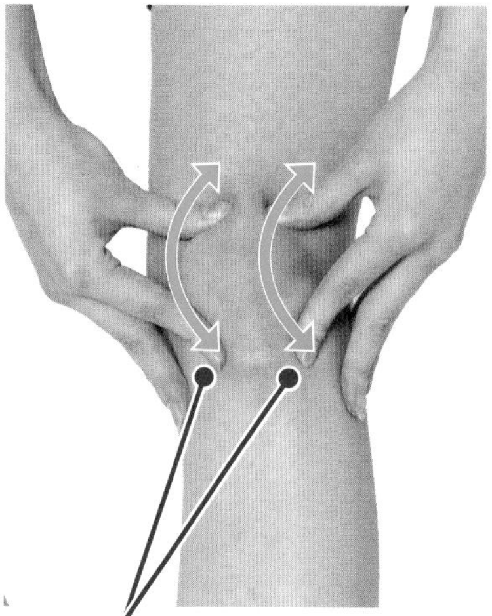
將膝蓋骨
上下滑動 10 次

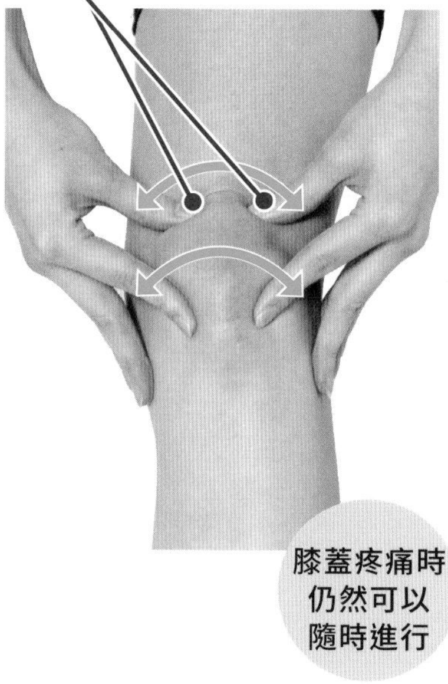
將膝蓋骨
左右滑動 10 次

膝蓋疼痛時
仍然可以
隨時進行

❸ 放鬆大腿，將膝蓋骨上下滑動 10 次。

❹ 接下來將膝蓋骨左右滑動 10 次。

❺ 動作❸～❹為 1 回，1 天以 2 ～ 3 回為標準。膝蓋疼痛時，仍然可以隨時進行。

經檢查確認軟骨磨損的人必讀！

第6章

膝蓋痛是因為軟骨中的「蛋白聚醣」減少，多做膝蓋輕屈伸可改善

千葉大學研究所
醫學研究院特聘教授
渡邊淳也

增加軟骨中的「蛋白聚醣」，防止膝蓋痛惡化

由於膝關節負責支撐大腿以上的重量，因此任何一個小動作都有可能造成強烈衝擊。為了緩和對膝蓋造成的強烈負荷，股骨（大腿骨）與脛骨（小腿骨）連接處的表面是由關節軟骨所包覆，中間有一塊叫半月板的軟骨，負責發揮軟墊的功能。

然而，關節軟骨或半月板會隨著老化而變硬，喪失軟墊功能，可能會磨損或出現細小傷口。此時若施加強烈負荷，軟骨就會磨損得更嚴重，導致膝關節變形。

膝關節軟骨在發揮軟墊功能上，**特別重要的是名為「蛋白聚醣」的成分**。這幾年來對蛋白聚醣的研究結果顯示，相較於膝蓋不會疼痛的人，有膝蓋痛症狀者，其關節軟骨中的蛋白聚醣量正逐漸減少。**蛋白聚醣一旦減少，軟墊功能也會衰退，造成退化性膝關節炎，同時惡化的速度也比較快。**

什麼是蛋白聚醣？

蛋白聚醣是構成關節軟骨的成分之一。在關節軟骨中只占3～5%左右，但該成分會在軟骨內儲存水分，能使關節軟骨發揮軟墊功能，可以說是關節軟骨中最重要的角色。

近年來的研究發現，若膝關節軟骨的蛋白聚醣減少，軟墊功能就會衰退，造成膝蓋疼痛。

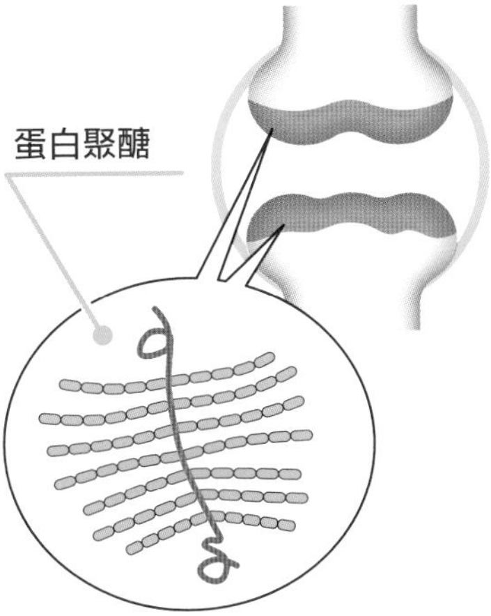

不過，什麼是「蛋白聚醣」呢？構成關節軟骨的成分有水分、膠原蛋白、玻尿酸以及蛋白聚醣，其中占關節軟骨八成以上的是水分與膠原蛋白，蛋白聚醣只占全體的三至五%而已，但卻極其重要。

保持關節軟骨形狀的骨架是呈網狀分布的膠原蛋白，負責把整張網縫在一起的是玻尿酸，而蛋白聚醣則會結合在玻尿酸上。蛋白聚醣可以透過電荷的力量連結水分子，而占據關節軟骨六到八成的水分，大部分都被儲存在蛋白聚醣裡。蛋白聚醣像一塊吸飽水分的海綿，藉由這些儲存的水分，即可發揮關節軟骨的軟墊功能。

每當屈伸或步行等動作對膝蓋造成衝擊時，蓄積在蛋白聚醣內的水分就會被擠出關節軟骨外，就像水分從海綿當中被擠出來一樣。此時，施加在膝蓋上的力量會被轉換成水分移動的力量，於是衝擊就會被吸收。

然而，**膝蓋軟骨的蛋白聚醣會因為各種原因而逐漸減少**，主因之一是「老化」，以四十歲左右為分水嶺，此後蛋白聚醣會開始減少，尤其女性又比男性更容易減少。其他必須重視的原因還有**「肥胖」**與**「過度保護膝蓋的生活」**。肥胖的人會因為對膝蓋造成的負荷增加，使關節軟骨中的蛋白聚醣容易損壞；另外，如果生活中因為疼痛而長期避免屈伸膝蓋，膝蓋周圍的血液流動會變慢，使軟骨細胞陷入營養不足的狀態，蛋白聚醣的生成也會停滯下來。不過，一度減少的蛋白聚醣並不會永遠維持同樣的狀態，還是可以透過一些方法來增加，不僅是對年輕人有效，連高齡者也能發揮同樣效果。

下一篇文章將介紹的**「膝蓋輕屈伸」**（見頁九六），已透過研究及實證，確實能使蛋白聚醣增加。

蛋白聚醣吸收衝擊的機制

❶蛋白聚醣利用電荷的力量與水分子連結，變成像飽含水分的海綿一樣，將水分儲存在關節軟骨中。

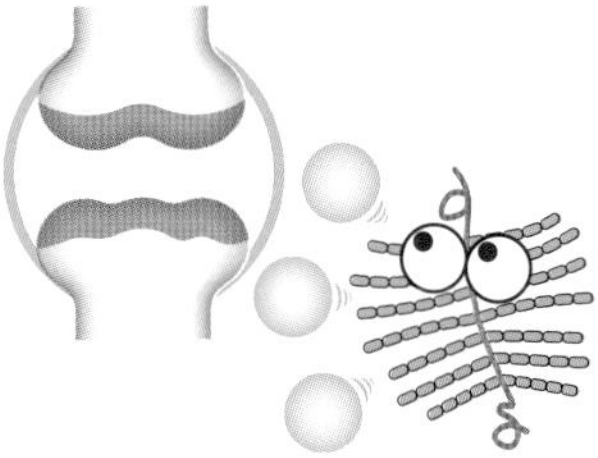

❷一旦膝蓋受到衝擊，蛋白聚醣所儲存的水分就會被擠出關節軟骨外。施加在膝蓋上的力量被轉換成水分移動的力量，使衝擊被吸收。

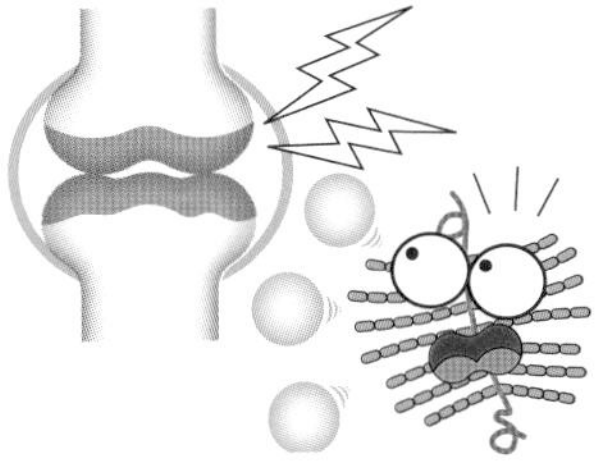

❸水分被擠出關節軟骨後，過一段時間就會回到軟骨內，再次由蛋白聚醣儲存在軟骨內部。

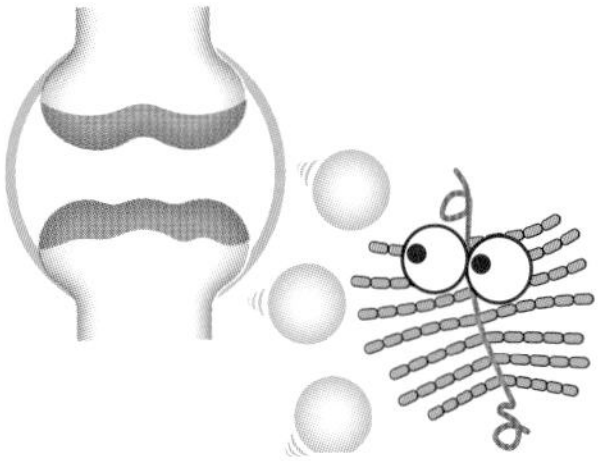

輕輕彎曲再伸直膝蓋，高齡者也能增加軟骨中的蛋白聚醣

讓減少的蛋白聚醣重新增加的方法，首先要介紹的是一種叫「**膝蓋輕屈伸**」的運動。膝蓋輕屈伸是在站立的姿勢下，以溫和的力度輕輕彎曲再伸直膝蓋的簡易體操。只要這樣做，就能有效增加膝蓋內的蛋白聚醣。

進行膝蓋輕屈伸時，關節軟骨會受到適度的刺激，如此一來就能促進由軟骨細胞生成的蛋白聚醣進行新陳代謝（汰舊換新），使新的蛋白聚醣更容易生成。此外，輕輕屈伸膝蓋也能促進血液流動，使關節液（負責供給養分及氧氣給關節軟骨）的代謝更旺盛；同時，藉由膝蓋的屈伸，關節軟骨中吸收關節液的海綿，也會運作得更順暢，使更多的新鮮養分與氧氣被送到關節軟骨，讓被活化的軟骨細胞能產出更多的蛋白聚醣。

假如屈伸膝蓋的角度過大而造成負荷，反而會使蛋白聚醣遭到破壞，恐怕會損傷關節軟骨。**在進行膝蓋輕屈伸時，請停留在腰部稍微蹲低的位置即可，不要讓膝蓋彎曲超過九十度。**

此外，行走無礙的人也可以併用頁九八的「計時跨步走」，這種步行法納入了膝蓋輕屈伸的概念。與膝蓋輕屈伸相同的是，不僅可以讓蛋白聚醣增加，還能減肥或強化支撐膝蓋的大腿肌肉。最初階段請不要勉強，先從一次一分鐘開始吧！

膝蓋輕屈伸的效果

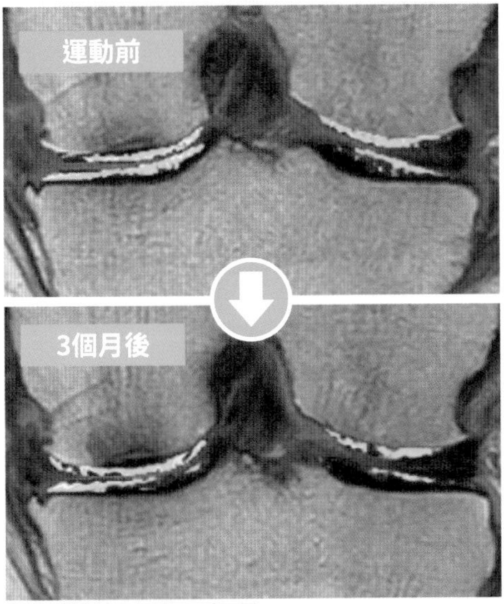

※ 圖像為膝蓋的正面剖面圖

這是罹患退化性膝關節炎（70多歲女性）的左膝蓋蛋白聚醣MRI影像。開始做膝蓋輕屈伸以後，蛋白聚醣（藍色部分）增加了。

膝蓋輕屈伸

1回1分鐘

先擺好基本姿勢

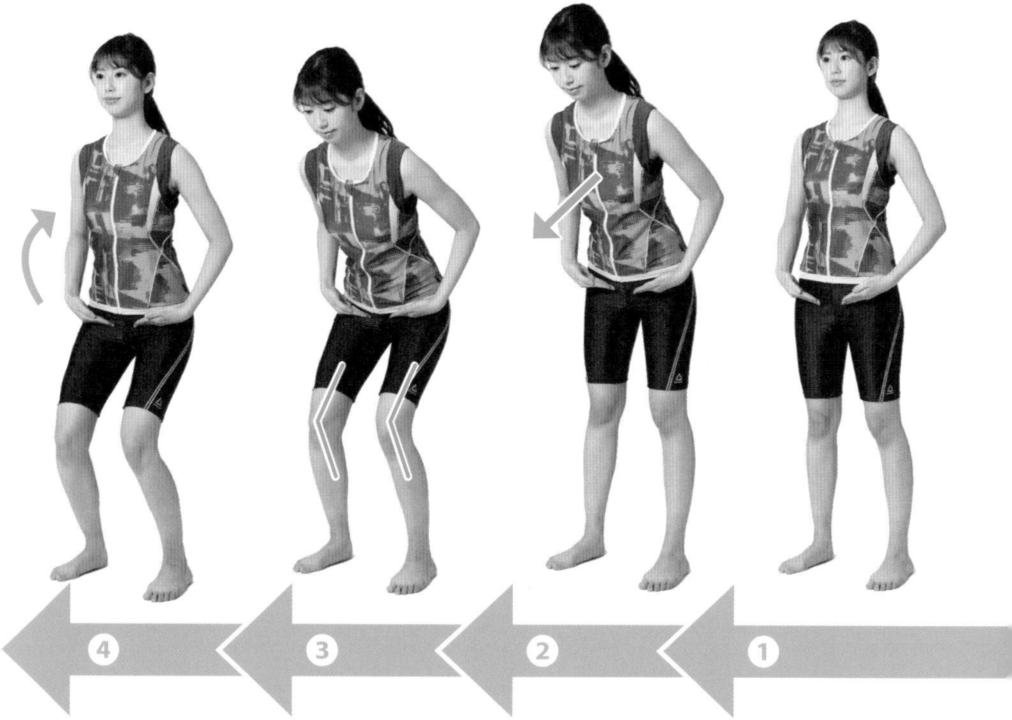

❶ 雙腳打開，與腰同寬，腳尖與膝蓋對齊同一個方向，雙手的小指貼在鼠蹊部上方。

❷ 以雙手放置的位置為支點，上半身稍微向前傾。

❸ 輕輕彎曲雙膝。

❹ 直直挺起上半身。

按照❶～❹的動作擺好姿勢後，進行左頁的膝蓋輕屈伸。

再做膝蓋輕屈伸

重複做動作❶～❷共1分鐘

1天以1～3回為標準

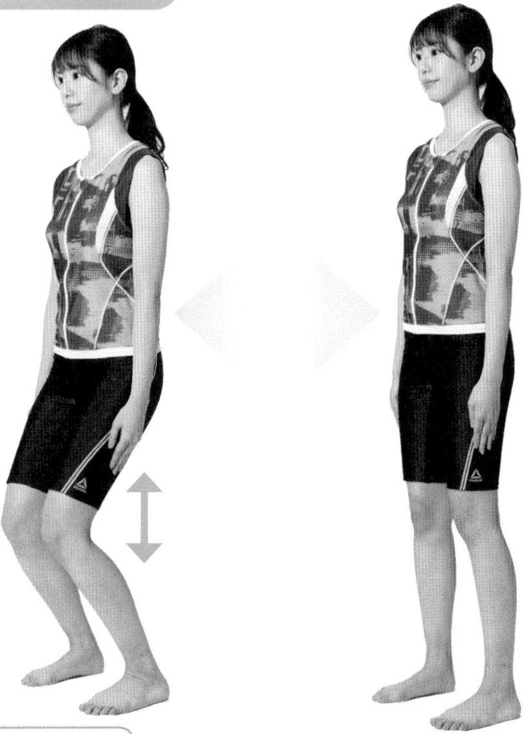

重 點

在做屈伸時，注意腳尖與膝蓋都要朝向正前方。另外，上半身應保持直立，不要讓下腹部向前挺。

體操的效果

適度刺激膝蓋軟骨，可增加膝蓋內的「蛋白聚醣」。

1. 雙手貼在身側，身體保持直立，此時膝蓋請不要完全伸直。
2. 放鬆全身的力氣，開始輕輕上下彈跳，以1秒內2～3次的速度重複做輕屈伸。
3. 重複動作❶～❷，共1分鐘。

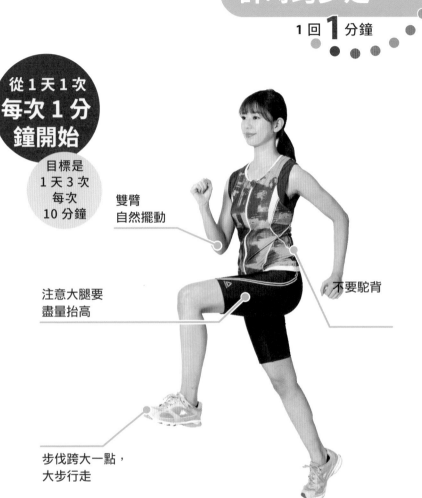

計時跨步走

1回1分鐘

從1天1次
每次1分
鐘開始

目標是
1天3次
每次
10分鐘

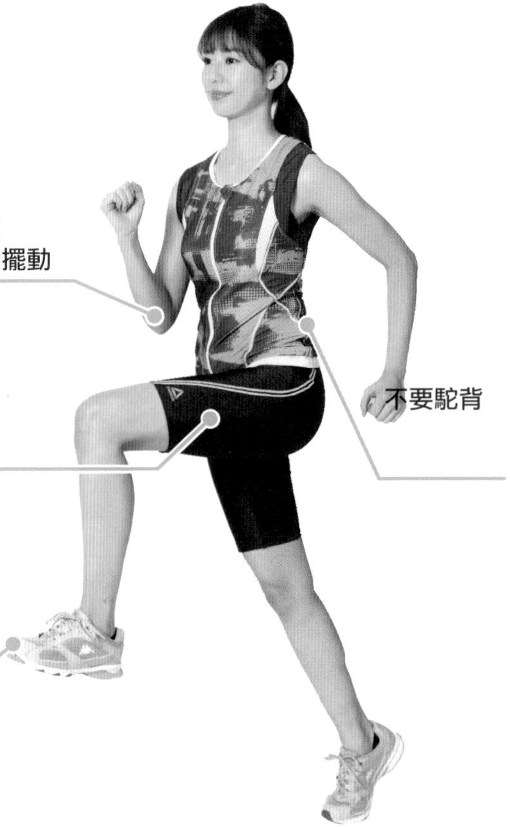
雙臂
自然擺動
不要駝背
注意大腿要
盡量抬高
步伐跨大一點，
大步行走

這是抬高大腿、大步行走的步行法，從1天1次，每次1分鐘開始，目標是1天3次，每次10分鐘。

不必刻意走很快，早、中、晚各行走1次是最理想的。請配合自己的生活節奏，任何時候走都可以。

痛得難以行走時

重　點

- 從 1 天 1 次、每次 1 分鐘開始，習慣後慢慢增加時間或次數。目標是 1 天 3 次、每次 10 分鐘。
- 絕對不要勉強，一旦感覺疼痛就立刻休息。

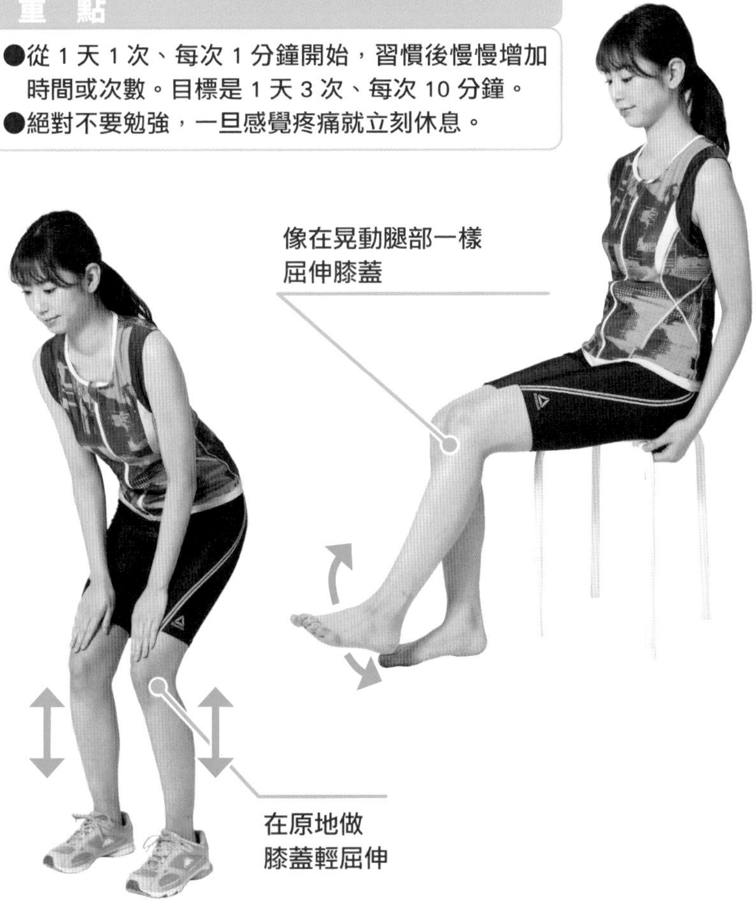
像在晃動腿部一樣
屈伸膝蓋
在原地做
膝蓋輕屈伸

痛得難以行走的人，可以在原地站著做膝蓋輕屈伸（參閱頁 97），或是坐在椅子上屈伸膝蓋痛的那隻腳，像在晃動腿部一樣。習慣活動膝蓋以後，再開始做計時跨步走。

做膝蓋輕屈伸與計時跨步走後，膝蓋內的蛋白聚醣增加了

住在東京都的內田清美女士（五十七歲，化名）喜歡打網球，每週都會打幾場。有時候她會覺得右膝蓋怪怪的，但從沒感覺到疼痛，對她打網球也沒有影響。

去年初春，內田女士在打網球時扭傷左腳踝，那一陣子走路都會特別護著左腳，結果左腳踝的疼痛雖然消除了，卻變成右膝蓋內側開始疼痛，她到附近的骨科看診，拿了醫師開給她的藥布就回家了。

內田女士的膝蓋狀態

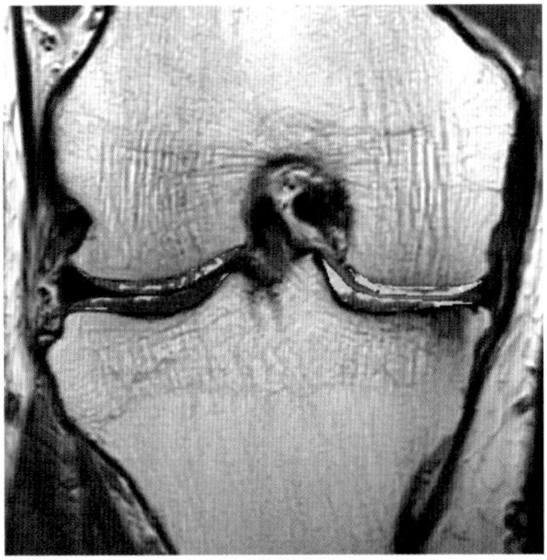

藍色部分代表蛋白聚醣很豐富，紅色與黃色部分代表蛋白聚醣正在減少。由圖可見內側的軟骨（圖片右側）有輕度的蛋白聚醣減少現象。

然而，右腳的疼痛一點一點惡化，最終演變成強烈的刺痛感，連打網球都有困難。兩週後，由於右膝蓋腫了起來，難以忍受的內田女士便來找我。X光檢查後發現，膝蓋內側有初期退化性膝關節炎的現象，但由於症狀比X光檢查所看到的還嚴重，因此又用MRI（核磁共振造影）再檢查一次，結果發現內側的軟骨有輕度的蛋白聚醣減少現象（參閱右頁的照片）。

我判斷內田女士的膝蓋處於嚴重發炎狀態，便先開給她兩週左右的消炎止痛藥，然後在疼痛緩和後的階段，指導她做膝蓋輕屈伸及計時跨步走。在計時跨步走的部分，最初是從一次一分鐘開始，之後一邊確認膝蓋的狀況，一邊慢慢增加時間與次數。

自從她開始運動三個月後，膝蓋痛的問題便大幅改善，也不需要服用消炎止痛藥，重新檢查之後，**也確認蛋白聚醣已增加**，膝蓋不再疼痛，同時也能像往日一樣重拾網球拍。後來雖然不再做計時跨步走，但為了防止蛋白聚醣再度減少，聽說她每天還是會走路一小時左右。

每天做膝蓋輕屈伸與計時跨步走，減輕膝蓋痛及腫脹

在千葉縣經營餐飲店的坂本晴美女士（六十四歲，化名），每天一早就準備開店，然後一直工作到晚上九點左右。常常需要站著工作的她，這幾年曾在站起來時，感覺到右膝蓋輕微疼痛，但她只覺得是老化的關係，並未特別放在心上。

有一回，坂本女士注意到右膝蓋比左膝蓋腫脹，雖然疼痛感並沒有那麼強烈，但為了保險起見，她還是前往附近的綜合醫院就診，結

坂本女士的膝蓋狀態

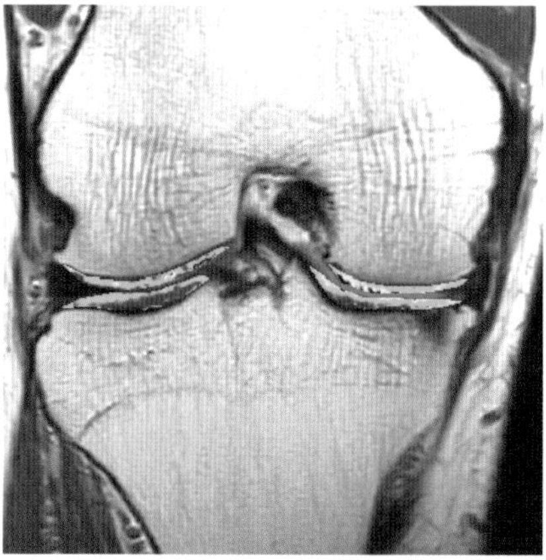

藍色部分代表蛋白聚醣很豐富，紅色與黃色部分代表蛋白聚醣正在減少。由圖可見內側軟骨（圖片右側）有中度的蛋白聚醣減少現象，外側軟骨（圖片左側）則為輕度。

果醫師說是膝蓋積水（關節水腫），替她做了抽水治療，並開給她內服藥及藥布，但膝蓋的腫脹還是沒有消退，變成每兩週就得跑一趟醫院，抽掉膝蓋的積水。

大約過了兩個月，坂本女士感覺疼痛逐漸蔓延到整個膝蓋，她擔心會繼續惡化，便來到我任職的醫院。經過X光檢查確認，膝蓋內側已經有初期退化性膝關節炎的現象，但由於積水的關係，我們又用MRI（核磁共振造影）做了更精密的檢查，結果發現內側軟骨有中度、外側軟骨有輕度的蛋白聚醣減少現象。此外，還確認了內側半月板也有損傷（參閱右頁的照片）。

我指導她在工作時盡量保護膝蓋，並且有機會就做膝蓋輕屈伸與計時跨步走，由於她身形接近肥胖程度，因此也提醒她飯吃八分飽即可。一開始做的是一天一次、一次一分鐘的計時跨步走，後來也慢慢增加時間與次數，聽說三個月後，她的右膝蓋就幾乎不再感到疼痛與腫脹了。

幸運的是，她還成功減重五公斤，如今不僅膝蓋狀態良好，連站著工作也沒問題。**據說她為了避免再次復發，至今依然維持每天做計時跨步走，及飯吃八分飽的習慣。**

退化性膝關節炎患者只做操三個月，蛋白聚醣便不再減少

在千葉縣務農的平田浩平先生（七十九歲，化名），至今依然身體硬朗，每天下田工作，讓鄰居或朋友吃到他用心栽種的蔬菜，是最令他開心的事，對他來說種田不僅僅是工作而已，更像是他活著的意義。

大約從幾年前開始，他感覺自己的腳怪怪的，但也只是心想「最近可能有點O型腿吧」，而且幾乎不覺得痛，所以他也不以為意，認為人上了年紀就是這樣。

平田先生的膝蓋狀態

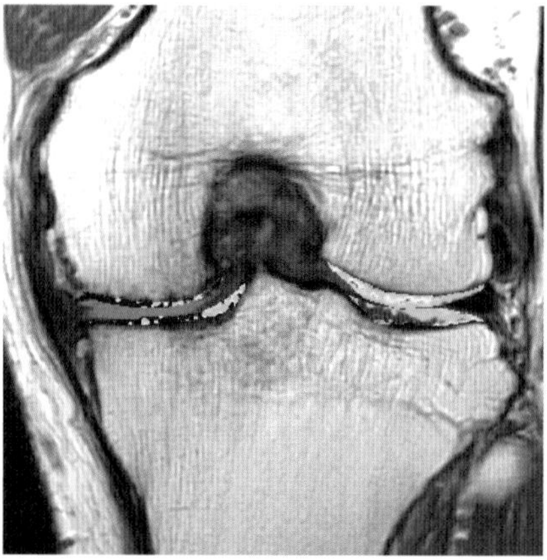

藍色部分代表蛋白聚醣很豐富，紅色與黃色部分代表蛋白聚醣正在減少。由圖可見內側軟骨（圖片左側）的蛋白聚醣正大幅減少，外側軟骨（圖片右側）則為輕度。

某個寒冷冬日，平田先生在前往田地途中，摔倒在冰凍的斜坡上，從此以後就出現劇烈的腰痛。

他以為稍微休息就沒事，便回家休息兩天，沒想到疼痛愈來愈強烈，因此在家人的建議下，前往附近的骨科接受診察。

經過X光檢查後，醫師診斷他是胸椎壓迫性骨折，指示他要靜養並穿戴護腰。由於疼痛很劇烈，平田先生將近一個月都待在家裡，過著幾乎動彈不得的生活。

好不容易等到腰痛消退了，他才久違地下田工作。

沒想到，這次換成左膝蓋內側出現不舒服的摩擦感，就像機器的油耗盡了一樣，每次活動膝蓋都會出現強烈的疼痛或卡卡的感覺。此外，可能因為他臥床休息一個月，導致肌肉衰退，他說腰腿變得比以前更容易疲勞。

向主治醫師諮詢後，他被診斷為左膝退化性膝關節炎，並展開每週一次關節注射玻尿酸的靜養生活，不過在那之後症狀也始終沒有改善，於是才來到我任職的醫院。

X光檢查結果發現，膝蓋內側軟骨磨損，判定是中度的退化性膝關節炎，但

ＭＲＩ（核磁共振造影）檢查則確認，膝蓋內側軟骨的蛋白聚醣正大幅減少，外側軟骨也有輕度的蛋白聚醣減少現象（參閱頁一〇四的照片）。

經過診斷，**胸椎骨折時的靜養生活，使膝蓋周圍的肌力衰退，加上蛋白聚醣減少，就是造成疼痛發作的原因。**

因此我指導平田先生在不對膝蓋造成負擔的前提下，進行膝蓋輕屈伸。最初是從一天一次，一次約兩分鐘開始，後來慢慢增加時間與次數，一個月後已經進步到一天三次，一次十分鐘的程度。

由於膝蓋輕屈伸似乎發揮作用，大約過一個月就不再疼痛，因此他接著開始做計時跨步走。最初從一次一分鐘開始，後面慢慢增加時間與次數，**結果過了三個月，膝蓋痛幾乎完全消失了。**他還開心地跟我回報，雖然現在還有一點腰痛，但只要不勉強下田工作就沒什麼問題，他又可以重新開始分送蔬菜給鄰居了。

曾以為要換人工關節，練習膝蓋輕屈伸後，能長時間步行了

居住在東京都的佐久間照美女士（七十二歲，化名）是典型的O型腿，她說兩邊膝蓋從以前開始就有疼痛的毛病，也無法伸直。

過去她曾看過多家骨科，也吃過多次止痛藥或接受關節注射治療，但疼痛的症狀還是時好時壞。

有一次，不知道是不是因為大老遠跑去參加親戚婚禮的緣故，那天她一回到家就感覺到膝蓋劇烈疼痛，然後自那天起，走路就必須靠拐杖支撐才行。她的骨科主治醫師說必須做人工關節手術，但她希望盡量靠手術以外的方法治好膝蓋，才抱著最後一絲希望來到我任職的醫院，想找找看有沒有其他更好的方法。

經過X光檢查確認，她的膝蓋內側軟骨重度磨損，是嚴重變形的退化性膝關節炎。軟骨磨損與膝蓋無法伸直是造成她疼痛的原因。由於她的膝蓋沒有積水，

因此可以推測並沒有嚴重發炎。

考量到她希望避免人工關節置換手術，我們決定先從運動療法開始，但因為疼痛很強烈，**所以最初是先坐在椅子上進行膝蓋輕屈伸。大約持續一個月後，疼痛開始減輕，於是她開始做一次一分鐘的計時跨步走，並且從同一時期開始站著做膝蓋輕屈伸。**

經過努力做這些運動療法後，她的膝蓋慢慢地能夠伸直了，**三個月後，她說走路變得沒那麼容易累，而且即使稍微走久一點，也不再感到疼痛了。**由於症狀獲得改善，開始可以自力行走，因此當然就不需要做人工關節手術。

據說佐久間女士為了預防復發，至今依然會做計時跨步走與膝蓋輕屈伸。她還說現在的夢想就是等體力再好一點，可以走更多路以後，要去四國的八十八箇所步道，展開朝聖者的巴士之旅。

嚴重到需動手術的重症者必讀！

第7章

每天做「縮起腳趾三秒」，曾被建議動手術的嚴重膝蓋痛消失了！

一宮西醫院
人工關節中心長
巽一郎

練習「縮起腳趾」，近半數患者不用手術！

我身為主治膝關節的骨科醫師，十五年多來做過大約三千八百件手術，因此很多來找我的膝蓋痛（退化性膝關節炎）患者都強烈希望「現在立刻動手術擺脫疼痛」，但我自己在看診時，無論患者多麼強烈要求動手術，我也不會立刻這麼做。即使是重度退化性膝關節炎的患者，我也會**在評估是否要動手術之前，指示患者先嘗試三個月的「非侵入性治療」**。

人類本來就具有讓身體恢復健康狀態的能力（自然治癒力），醫療應該是一種誘發自然治癒力的手段，而不是過度干預。

因此，遇到希望動手術的患者，我會先讓他理解非侵入性治療的重要性，並請他在家完整地嘗試三個月的時間。我總是對患者說：「人工關節隨時都可以植入，我已經擁有熟練的技術，可以完成世界級水準的手術，所以我們就把手術當作最後的備案，先來試試看非侵入性治療吧！」

我會如此推薦非侵入性治療，是因為即使選擇動手術，通常也是以充分嘗試過非侵入性治療者，其術後的功能恢復較佳。**請把手術視為治療膝蓋痛的最終方案。**

光靠非侵入性治療而不動手術，進而減輕膝蓋痛的人，真的多到令人驚訝。

我指導膝蓋痛患者做的非侵入性治療，是由三種方法所構成，可改善膝蓋疼痛，分別是**❶減重、❷矯正O型腿的步行法及❸強化大腿肌肉**。

首先，在❶減重中，我會要求患者吃飯盡量吃八分飽即可，同時每週要有一次的「飲水節食」（一整天只喝水或茶的節食法）。行走時對膝關節造成的負荷是體重的五倍，下樓梯時更高達體重的八倍，因此若經由節食回到理想體重，許多患者都能再度

非侵入性治療的效果

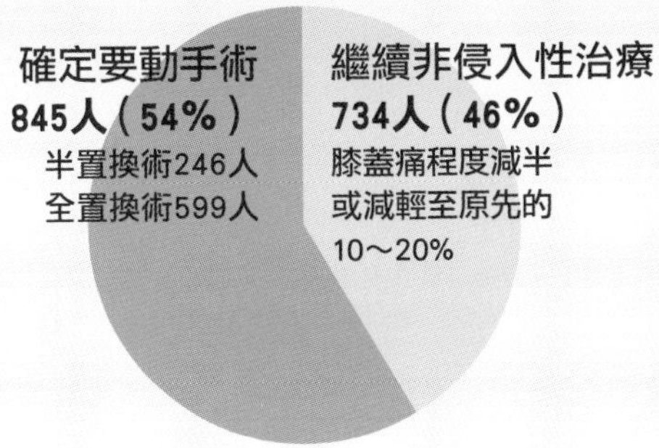

需要動手術的1579名膝蓋痛患者，在開始執行減重等方法後，經過三個月，有734名患者的疼痛減輕，甚至可不需手術。（統計自巽醫師的治療實績）

運動，疼痛也會減輕。

其次是❷矯正O型腿的步行法。我會請患者走路時腳跟先著地，並翹起小腳趾，將身體的重量放在拇趾上（又稱「翹小趾走路」，詳細作法請參閱頁一二二）。藉由這種方式，將重心擺在膝蓋內側，即可自然地矯正會加速膝關節變形的O型腿。

然後在❸強化大腿肌肉部分，我會指導患者做「縮起腳趾三秒」，詳細的方法請參閱左頁。

「縮起腳趾三秒」有助於強化股四頭肌，該肌肉能在大腿前側支撐膝蓋，是每個人與生俱來的「天然支柱」，當體重施加在膝蓋上時，可以避免膝蓋往旁邊搖晃。因此鍛鍊股四頭肌可大幅改善膝蓋痛。

實行上述三種方法的患者，不僅疼痛減輕，甚至原本有許多被建議動手術的患者，都不需要手術治療了。

縮起腳趾3秒

1回1分鐘

體操的效果　可輕鬆強化支撐膝蓋的「股四頭肌」。

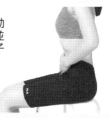

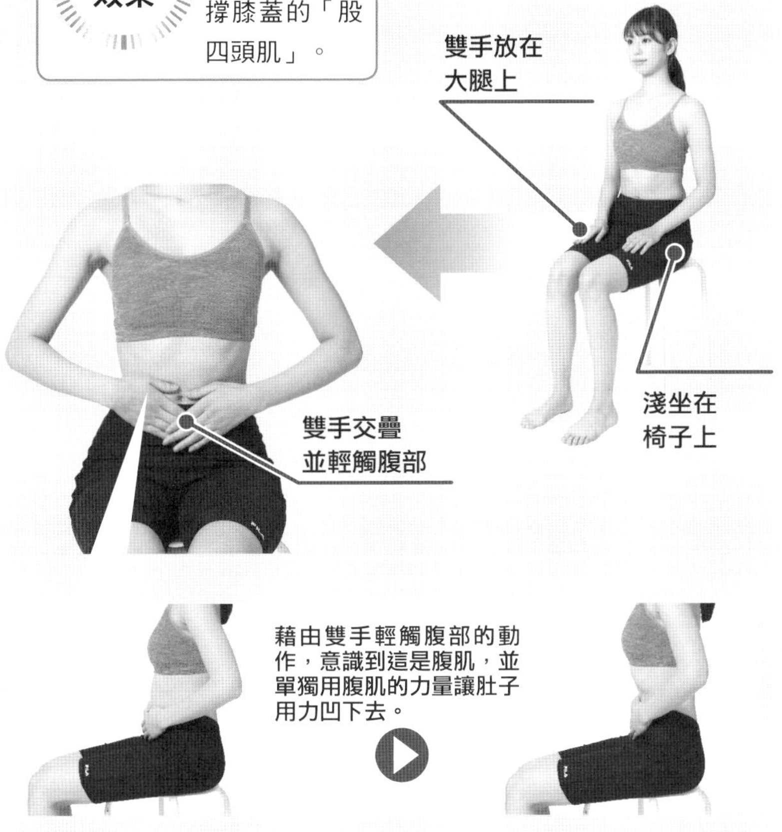

1. 淺坐在椅子上，雙手放在大腿上，盡量挺直背肌。
2. 從動作❶的狀態開始，將雙手輕觸腹部，並維持呼吸的節奏，單獨用腹肌的力量讓肚子凹下去。

縮起腳趾 3 秒

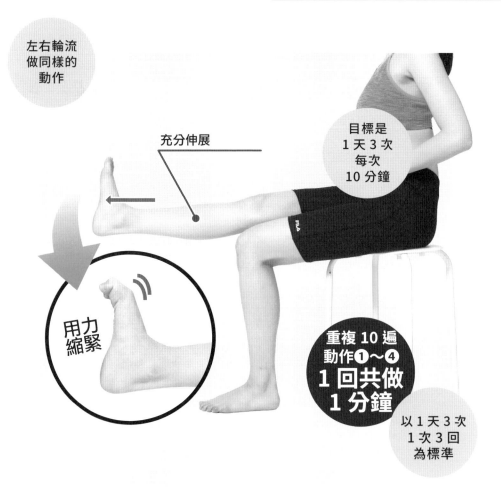

❸ 抬起右腳，與地板平行，並用力伸直。此時，把腳跟朝腳底方向用力踢出去，充分伸展小腿的肌肉。

❹ 從動作❸的狀態開始，用力縮起腳趾，並維持3秒鐘。右腳做完後把腳放下，同時放鬆肚子（腹肌）的力氣，回到動作❶。另一隻腳也重複同樣的步驟。

膝蓋軟骨嚴重磨損、大腿骨彎曲，不動手術也能好轉

住在岐阜縣的小島久雄先生（七十八歲，化名）大約從六十歲開始，就感覺到左膝蓋疼痛，到了七十歲以後症狀更是惡化，疼痛變得十分強烈。一開始他在附近醫院接受治療，使用過止痛藥、藥布，以及在關節內注射玻尿酸，但症狀並沒有好轉。在醫師提出動手術的建議後，他便決定轉院到我的醫院來。

確認過小島先生的X光片後，我發現他左膝蓋

小島先生的 X 光片

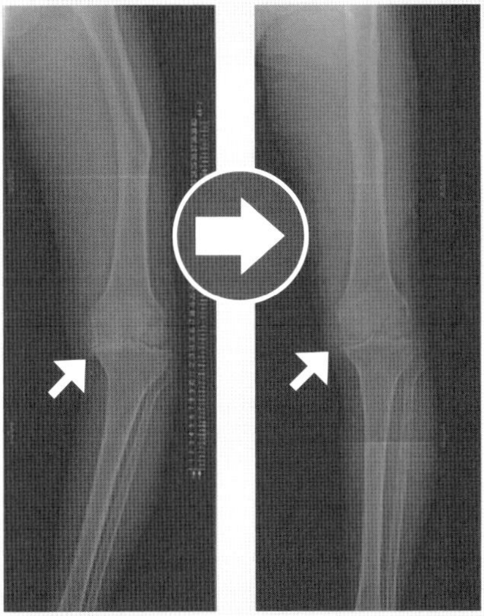

圖為小島先生初診時與治療後的左腿X光片，由圖可見他的大腿骨被矯正成直的，關節內側也出現一些間隙（白色箭頭部分）。

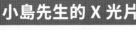

內側部分的軟骨不僅磨損到快看不見，左腿的大腿骨還嚴重彎曲。他說年輕時曾經騎機車摔倒，大腿骨骨折過，但因為當時的治療沒有很順利，所以就在大腿骨彎曲的情況下重新接合上去。

我通常會指導膝蓋痛患者做非侵入性治療（減重、矯正O型腿的步行法、強化大腿肌肉），但在這種狀態下，即使採行上述三種方法也不會有效果，要實施人工膝關節置換手術也有點勉強，因此我先幫他做矯正大腿骨彎曲的手術（截骨矯正牽引骨生成術），再請他配合執行非侵入性治療。

結果手術很成功，三個月後大腿骨恢復成直的，**於是我請他繼續做非侵入性治療，並搭配強化大腿肌肉的「縮起腳趾」。三個月後，左膝蓋的疼痛完全消失了。**由於他的膝蓋軟骨已經完全消失，因此這個結果令人感到驚訝。

這與大腿骨變直以後，股四頭肌容易生長，進而使左膝關節內側部分出現間隙，讓大腿骨與脛骨（小腿骨）不再碰撞有關。現在小島先生已經可以小步快走，也能繼續登山健行。

第8章

O型腿代表軟骨磨損，「翹小趾走路」可預防惡化

一宮西醫院
人工關節中心長
巽一郎

O型腿透過「翹小趾走路」矯正後，疼痛消失、腿也變直了！

許多膝蓋痛（退化性膝關節炎）的患者都是兩膝外張、無法併攏的「O型腿」。事實上，造訪我任職醫院的患者中，約九成都有O型腿。

O型腿一旦形成，會對膝關節內側造成強烈負荷，那個部分的軟骨會逐漸磨損，最後股骨與脛骨（小腿骨）會直接碰撞摩擦，導致出現劇痛。

若在O型腿的狀態下行走，每次只要體重施加上去，就會有一股力道使膝蓋向外張開，導致行走時體重都集中在小腳趾那一側。這種會對膝蓋造成負擔的步行方式，是招致退化性膝關節炎的重大原因，因此修正這樣的步行方式，對於緩和膝蓋痛來說非常重要。

會形成O型腿的人，步行方式都有一個共通點，就是「走路習慣向前傾，使得頭比肩膀更向前突出」，而且腳尖會先著地，體重則集中在小趾那一側的腳底板，

O 型腿及 X 型腿會導致膝蓋痛

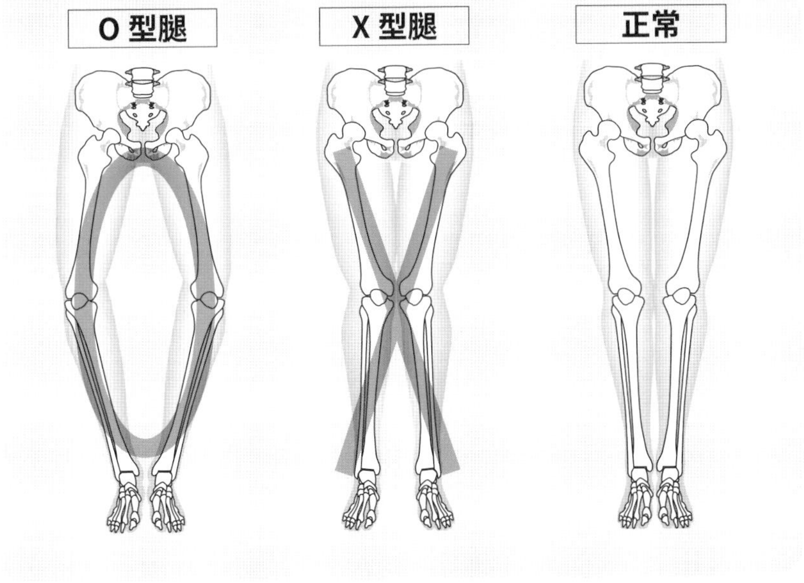

我把這種步行方式稱為「雞走路」。

這種像雞走路的情況，會使上半身習慣向前傾，形成腰部彎曲的姿勢，使得原本應該前傾的骨盆變成向後傾。如此一來，為了支撐不平衡的身體，膝蓋就會在無意識間向外張開，使得O型腿日益惡化。

O型腿只要在走路時注意體重施加的位置，就有可能矯正回來。只要這樣做，膝蓋就不會再往外張開，久而久之就能自然地矯正O型腿。

我在幫患者做膝蓋X光片檢查時，一定會做「壓力攝影」（確認彎曲的膝蓋，可以回復到什麼程度的檢查法）。幫O型腿者做壓力攝影時，只要膝蓋內側副韌帶（韌帶是連接骨頭與骨頭的強韌纖維組織）沒有攣縮（變得僵硬），**大部分的人在恢復至正常角度之前，膝蓋內側都會出現間隙，這可說是O型腿有治癒機會的證據。**

因此，我常指導膝蓋痛患者練習「翹小趾走路」，這是一種可以讓膝蓋像壓力攝影時般，恢復至正常角度的O型腿矯正法。翹小趾走路是用腳跟著地，然後在體重移動到前方時翹起小趾，將體重施加在腳底板內側（大拇趾根部）的走路方式（詳細內容請參閱頁一二二的圖說）。

訣竅是走路時要收下巴，時時留意頭有沒有維持在身體正上方。有些人這樣走路時，肚子會凸出來，因此請記得收縮腹肌、抬頭挺胸地行走。此外，也要用

讓O型腿惡化的雞走路是什麼？

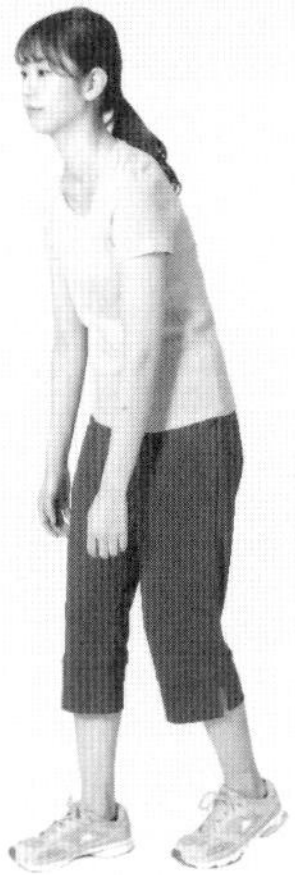

走路時頭比肩膀更向前突出，而且腳尖會先著地，體重則集中在小腳趾那一側的走路方式。現在立刻改成翹小趾走路吧！

力收緊大腿內側肌肉。一開始可能會感覺很困難，多練習幾次就會習慣。

一旦習慣翹小趾走路，膝蓋就不易向外張開，可以防止膝關節內側的關節軟骨磨損。久而久之，疼痛將日漸緩和。不僅如此，**如果長期維持這種走路方式，O型腿也能矯正成直腿**。

如果是O型腿又有膝蓋痛的人，從一天一分鐘開始也可以，請慢慢地掌握正確的走路方式，相信姿勢會逐漸改善，膝蓋痛也會慢慢緩和。

另一種與O型腿相反的，是腿向內側彎曲，膝蓋互相碰撞的狀態，又稱「X型腿」。X型腿的人則是膝蓋關節軟骨的外側會磨損。

X型腿的人在走路時，請記得跟「翹小趾走路」相反，要翹起大拇趾那一側的腳底板，把體重施加在小趾那一邊。

翹小趾走路

1回 **1** 分鐘

先從 1次 1分鐘 開始吧

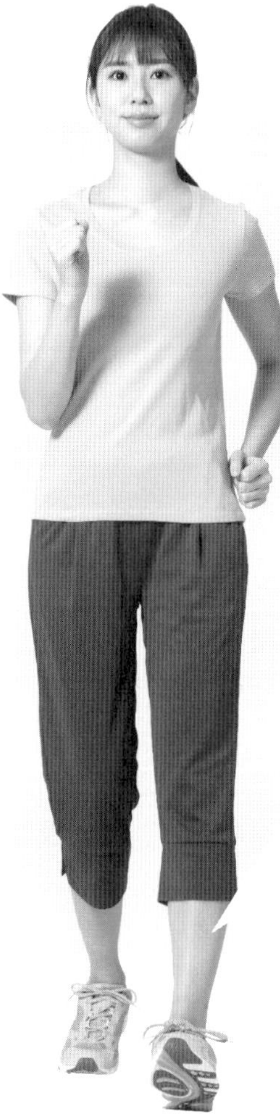

體操的效果 藉由改掉錯誤的走路方式，矯正會使膝蓋痛加劇的O型腿。

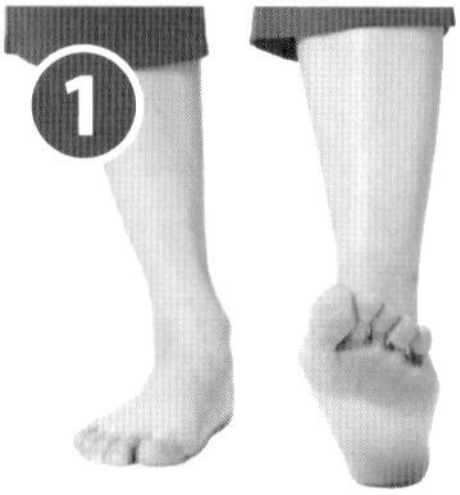

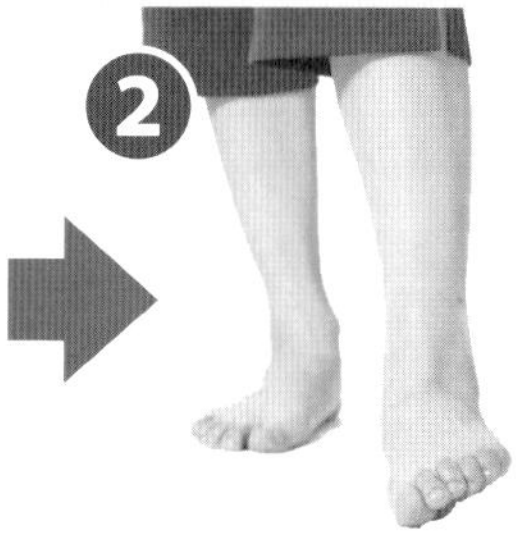

❶ 由腳跟著地。

❷ 在重心向前移的同時，翹起小趾那側的腳底板，將體重施加在大拇趾根部。

※X型腿的人請在動作❷中，翹起大拇趾那側的腳底板，並將體重施加在小趾那側。

深受O型腿所苦，用「翹小趾走路」取代手術

居住在東京都的西川英子女士（當時八十三歲，化名）大約從六十歲開始，就深受雙膝的慢性疼痛所苦，她常去的骨科都開給她藥布或止痛藥，同時也持續進行復健（能力回復訓練）。

然而西川女士說她過了七十歲以後，左膝的疼痛就開始惡化，也是從那時起，必須在雙膝穿戴裝具並使用拐杖走路。過了八十歲以後，她常去的骨科醫師建議她動手術，於是西川女士才造訪我的醫院。

在我診療的當時，她的大腿肌力已經極度衰退，推測是因為她長年使用裝具，加上膝蓋痛等因素，造成她並沒有積極地走路。除此之外，西川女士身高一四八公分，體重七十二公斤，明顯屬於肥胖體型，雙腳還是典型的O型腿，她身上具備了各種足以造成膝蓋痛的原因。

因此，我指導她在進行原本的治療時，自己也同時在家做三個月的非侵入性

治療。非侵入性治療採行的是「減重」、「矯正Ｏ型腿的步行法」與「強化大腿肌肉」，**也就是減少進食量、用「縮起腳趾」鍛鍊股四頭肌，並以「翹小趾走路」矯正Ｏ型腿。**

三個月後，她的體重減輕將近兩公斤，疼痛也稍微緩和了一些。因為出現這些改善的徵兆，所以我請她再做三個月的非侵入性治療，結果她成功減重十八公斤，完全解決肥胖問題，大腿肌肉也恢復許多，體態也變好了。此外，**她學會正確的走路方式以後，Ｏ型腿也改善為直腿了。**

疼痛減輕加上不需手術，西川女士如今已能夠靠著拐杖行走三十分鐘，膝蓋雖然偶爾還是會痛，但並不會痛到需要吃止痛藥的程度。

西川女士的 X 光片

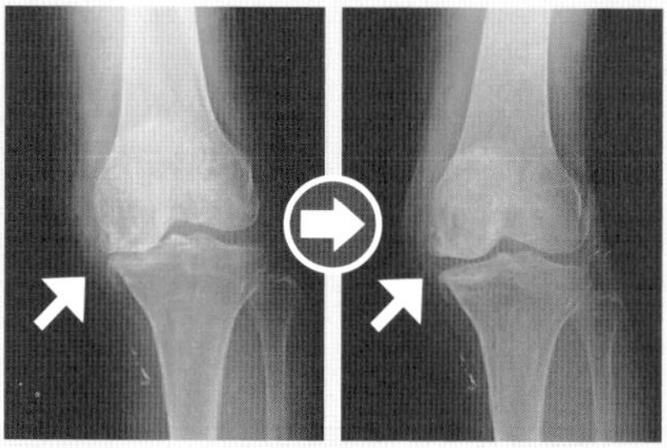

這是西川女士的左膝蓋X光片，左圖是初診時，右圖則是進行非侵入性治療6個月後，可發現關節內側出現了間隙（白色箭頭部分）。

最新治療法大公開！

第9章

從新藥、手術到再生醫療，

退化性膝關節炎不再是難症

千葉大學研究所
醫學研究院特聘教授
渡邊淳也

【藥物治療】包括止痛藥、玻尿酸注射等，可依需求使用

退化性膝關節炎在藥物治療上，會開立各種藥物，藥的種類大致上可分成「內服藥」、「藥布」、「藥膏」以及「塞劑」這四種。通常內服藥是一次性服用，藥布或藥膏是在疼痛演變為慢性情況下長期使用，塞劑則是痛得難以忍受時，用來當作緊急用藥。

首先說明內服藥。內服藥中最常開立的是止痛藥，較常使用的有NSAIDs（非類固醇消炎止痛藥）與乙醯胺酚。

NSAIDs中較為人所知的產品名稱有洛其速寧（Loxonin）、Infree（目前尚無中文名稱）、克炎（Inteban）、服他寧（Voltaren）等等。這是一種體內的消炎藥，對於關節疼痛特別有效，只是會引起腸胃不適，可能導致胃痛、噁心，甚至是胃潰瘍，因此通常會跟胃藥一起開立。

如果長期持續服用NSAIDs，可能導致腎功能、肝功能及造血功能衰退等嚴重副作用，因此不建議長期連續服用。

在疼痛比較輕微的情況下，可能會開立「乙醯胺酚」，也是止痛藥，這種藥雖然沒有抑制發炎的作用，但對於腸胃的負擔較小，適合輕度疼痛者。

膝蓋痛有時會出現神經病變，即造成膝蓋刺痛的「神經病變性疼痛」，在這種情況下，會開立普瑞巴林（產品名稱為利瑞卡）、米洛巴林苯磺酸鹽（產品名稱為德力靜）等神經病變性疼痛治療藥。

假如持續服用一般止痛藥卻未見效時，可能就會採用「鴉片類止痛藥」（曲馬多，產品名稱有舒敏、Tramcet），也就是所謂的痲藥，有效比率高，但副作用出現率也高，也有可能會導致便祕或噁心等情形。

此外，有時也會開立具有調節腦部感受疼痛機制的輔助性止痛藥（度洛西汀，產品名稱為千憂解），或是作用於中樞神經、能放鬆僵硬肌肉的肌肉鬆弛劑。

接下來說明藥布與藥膏的部分。在退化性膝關節炎的藥物治療中，常常會開立藥布或藥膏等外用藥。

外用藥含有NSAIDs的成分，貼或塗在患部上再經由皮膚吸收，可以期待達到消炎的效果，而且較不需要擔心像內服藥般引起腸胃不適或內臟疾病，也可以長期使用，不過也有可能造成皮膚發癢、皮膚炎或引起過敏反應，所以皮膚過敏者需特別注意。

若止痛藥或藥布等無法有效止痛時，則會考慮在膝關節內注射玻尿酸。

玻尿酸是醣胺聚醣（黏多醣，一種高分子）的成分，可以幫助膝蓋活動順暢，扮演著像軟墊般的角色。退化性膝關節炎的患者，因為關節液中的玻尿酸不足，或是缺乏彈性及黏性，因此要使用注射器將缺乏的玻尿酸注入關節內。

在膝關節內注入玻尿酸，除了可以緩解疼痛，還具有改善膝蓋活動順暢度，或提供關節軟骨營養等效果。

退化性膝關節炎的主要處方用藥

●內服藥

目的	分類	一般名稱	產品名稱	效果
止痛藥	非類固醇消炎止痛藥（NSAIDs）	洛索洛芬	洛其速寧	藥物治療中最常開立的止痛藥。雖然藥效很好，但容易引起胃痛、噁心、胃潰瘍等腸胃不適，或肝、腎功能障礙等副作用。
		雙氯芬酸鈉	服他寧	
		塞來昔布	Celecox	
		依托度酸	Osteluc Hypen	
	乙醯胺酚	乙醯胺酚	Calonal等	對腸胃負擔較小，在歐美是止痛藥的第一選擇。
	神經病變性疼痛治療藥	普瑞巴林	利瑞卡	若膝蓋痛的原因疑似是神經病變，有時會開立這類藥物。
		米洛巴林苯磺酸鹽	德力靜	
	鴉片類止痛藥	曲馬多	舒敏 Tramcet	具有刺激腦內止痛相關受器，使疼痛信號不易傳到大腦的作用。此外，也能活化抑制疼痛的神經傳導物質。
輔助性止痛藥		度洛西汀	千憂解	知名憂鬱症藥物，但日本自2016年起也納入保險適用範圍內的「慢性腰痛引發的疼痛」用藥。若膝蓋痛久治不癒，有時也會開立這類藥物。
肌肉鬆弛劑		替扎尼定	Ternelin	目的是使僵硬的肌肉變柔軟。在退化性膝關節炎的治療上，若膝蓋周圍肌肉僵硬，有時也會開立這類藥物。
		氯酚氨基甲酸酯	林樂舒	
		乙哌立松	妙納	

●注射療法

若止痛藥或藥布無法緩解強烈疼痛時，則會考慮在膝關節內注射玻尿酸。

＊譯注：沒有中文產品名稱的藥品以英文標示。

【物理及裝具治療】使用矯正O型腿的鞋墊或護膝，能減輕膝蓋負擔

退化性膝關節炎的治療法之一，是使用裝具的「裝具治療」。在裝具治療中，會使用裝具來減輕膝關節的負擔並使關節穩定，以緩和疼痛。**裝具雖然沒有治療變形關節的效果，但可以在日常生活中有效減輕膝關節的負擔**，有意願者可以向醫師諮詢，請對方推薦適合自己關節狀態的裝具。

治療退化性膝關節炎所使用的裝具，約有以下幾種：

● **護膝**　護膝不僅可以改善膝蓋痛，包括手肘、手腕、腳踝等各部位的裝具，都有助於改善關節炎。膝蓋痛的患者之中，也有不少人使用護膝。

穿戴護膝的目的是使患部保持溫暖。保持患部溫暖可以促進患部細胞的新陳代謝（汰舊換新），可以期待一定的消炎效果。除此之外，也會讓人有種膝蓋受到

保護的安心感。市面上販售各種類型的護膝，建議選擇薄型，並具有伸縮性或保暖性高的醫療用款式。

●**鞋墊**　O型腿或X型腿患者，在退化性膝關節炎初期時，活用鞋子或墊在襪子底下的鞋墊，可以得到緩和疼痛的效果。

鞋墊在某種程度上，可以補救因物理作用而變形的膝關節角度。如果是O型腿患者，可以使用鞋墊墊高腳的外側，放低內側，這樣一來，原本偏向膝蓋內側的負荷就會減輕，進而緩和疼痛。鞋墊又分成墊在鞋子裡的類型，與直接貼在腳底的室內用類型。目前來說，對初期或中期的患者較有效，對嚴重變形的末期患者來說，不太具有改善效果。

●**膝支架**　一種穿戴在膝蓋上的自助輔具，這種裝具有助於矯正O型腿，也就是走路外八的雙腳，並具有防止負荷偏重於膝關節某一側的效果，只是有些人似乎會因為膝支架的關係，容易撞到膝蓋周圍而疼痛，也有些患者會因為沒能得到期望中的效果而放棄使用。

【內視鏡手術】負擔最輕、術後恢復最快，但效果有限

內視鏡手術（關節鏡手術）是先進行腰椎麻醉以後，在膝蓋骨（髕骨）周圍打開二至三個一公分左右的小切口，再插入帶有攝影鏡頭的關節鏡（內視鏡），移除摩擦剝落後造成發炎的軟骨、斷裂的半月板，或引起發炎的滑膜等，以改善膝蓋痛的一種手術方式。

醫師會一邊透過螢幕觀察關節鏡鏡頭拍到的畫面，一邊從其他切口插入手術工具，然後切除關節軟骨或半月板的變形部分。在半月板斷裂的情況下，有時也會進行縫合而非切除。

這對於滑膜嚴重發炎並容易積水、半月板損傷，或有關節游離體（也就是所謂的關節鼠，是一種會在關節中發現骨頭或軟骨碎片的疾病）等清楚知道膝蓋痛成因者，特別有效。

膝蓋的內視鏡手術

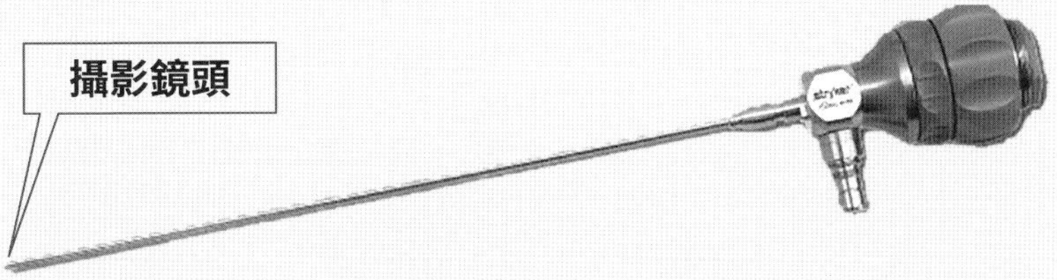

在膝蓋周圍打開二至三個一公分左右的切口，插入帶有攝影鏡頭的關節鏡（如上圖所示），移除摩擦剝落後造成發炎的軟骨、斷裂的半月板，或引起發炎的滑膜等。

內視鏡手術最大的優點就是切口很小，因此對體力的負擔較少，手術時間只需一小時左右，手術當天需要靜養到隔天早上，不過從隔天開始即可行走，**住院也只需約一天，通常兩到三天就能恢復正常生活**。術後大概兩到三個月，膝蓋的不適感就幾乎完全消失，如果超過半年以上都處於不會痛的狀態，除痛效果似乎就能長久維持。

此外，內視鏡手術也可適用在糖尿病或心臟病等患者上，因其無法接受會對身體造成負擔的手術。只是，內視鏡手術並不會讓膝關節軟骨再生，因此動手術的目的只是減輕疼痛，延緩退化性膝關節炎的惡化。從這個角度來看，效果可說是一時性的。

【人工膝關節置換手術】消除膝蓋痛最有效，但術後仍不可跪坐或激烈運動

假如退化性膝關節炎繼續惡化，且疼痛非常強烈，連走路都很困難的情況下，就會考慮做**人工膝關節置換手術**。這種手術可說是膝蓋痛治療中的最後一張王牌。這種手術會**將變形的膝關節骨頭置換成植入物（人工關節）**，當中又分成只置換部分膝關節的「局部置換術」（ＵＫＡ），與置換整個關節接合處的「全膝置換術」（ＴＫＡ）。

植入物的材質有陶瓷、鈷鉻合金、鈦合金等，而在相當於關節軟骨、半月板或膝蓋骨的部分，則會使用超高分子聚乙烯。

一旦接受人工膝關節置換手術，疼痛就會幾近完全消失，膝蓋的可動範圍（可以活動的範圍）變大，也能順暢活動。如果患者有Ｏ型腿或Ｘ型腿，將會被矯正為筆直的雙腿，步行時膝蓋會晃動者，也能解決這個問題，使步行變穩定。

人工膝關節置換手術

人工膝關節（植入物）

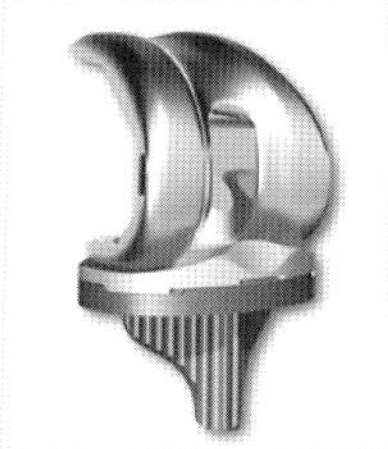

人工膝關節置換手術中使用的植入物，由於必須穩固地支撐體重，因此具有沉重的重量感，不過植入體內後並不會有任何不適。

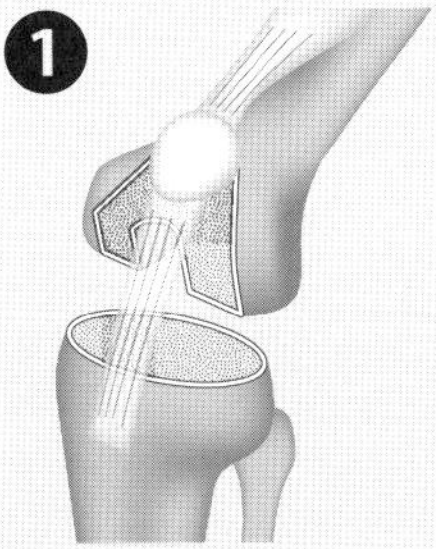

切除骨頭的損傷面

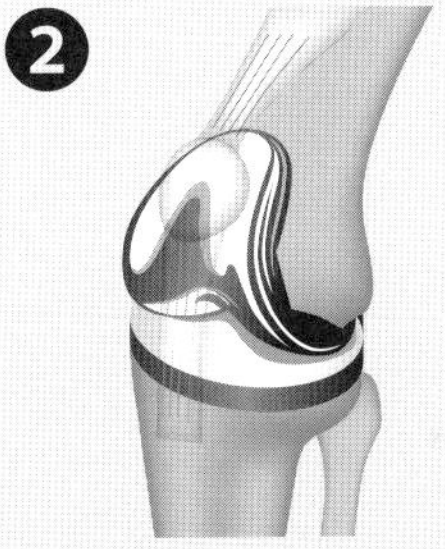

固定用來取代骨頭的植入物

人工關節在材質及構造上，時常有新的研究與開發，且能做的動作已進步許多，但還是無法跪坐或激烈運動。話雖如此，跟完全無法走路的狀態相比，ADL（日常生活活動）還是大幅提升。

人工膝關節置換手術中使用的植入物，耐用年限是二十到二十五年左右，基本上比較適合滿六十歲的長者使用。不過隨著技術的進步，耐用年限也會愈來愈長，所以目前也有未滿六十歲者接受該手術。

【再生醫療】部分對膝蓋軟骨損傷或變形半月板有效，屬自費項目

所謂的再生醫療，就是利用人體細胞的「自然治癒力」，來達到功能恢復的治療法。在骨科的領域中，骨頭、軟骨、半月板的再生醫療，已經在部分的大學醫院與醫療機構中使用。

雖然嚴重的退化性膝關節炎還是得依賴手術，但在適用手術的案例中，具備組織修復力的再生醫療，其治療效果仍然令人期待。

目前最常採行的再生醫療是「ＰＲＰ療法」（自體血小板血漿注射療法）。

血小板是血液中所含的細胞，除了有凝血功能，還有釋放生長因子，促進組織修復的功能。ＰＲＰ療法會從患者本身的血液中，萃取出富含血小板的血小板血漿（ＰＲＰ），再注入患部。如此一來，即可促進該部位的組織修復。

由於ＰＲＰ是從患者的血液中抽取出來，因此優點就是幾乎不會產生像藥物治

療般的副作用。反過來說，由於PRP不會形成軟骨或半月板，因此對於軟骨完全磨損的重症膝蓋痛來說，效果很差。在退化性膝關節炎的治療中，會採用PRP療法來抑制關節發炎、緩和疼痛，並防止軟骨或骨頭繼續變形惡化。

在採用PRP的再生醫療中，還有一種號稱次世代PRP療法的「APS療法」（自體蛋白溶液注入療法），這是將PRP進行離心處理並做特殊加工後，抽取出高濃度的自體蛋白溶液（APS），也就是將可以抑制發炎的蛋白質及保護軟骨的生長因子，再次注射到患部。

膝蓋的再生醫療

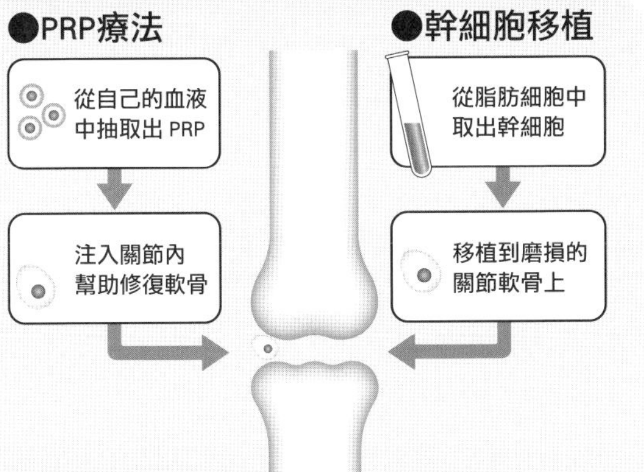
●PRP療法
從自己的血液中抽取出PRP
注入關節內幫助修復軟骨
●幹細胞移植
從脂肪細胞中取出幹細胞
移植到磨損的關節軟骨上

● PRP 療法（自體血小板血漿注射療法）
把自體血液放入離心分離機，取出 PRP 後注入患部，利用血小板中所含的生長因子，幫助軟骨組織修復的治療法。

●幹細胞移植（脂肪間質幹細胞移植）
將脂肪間質幹細胞移植到膝關節，讓磨損的軟骨組織再生的治療法。因為採用的是自體脂肪細胞，所以能安全地進行。

其他的再生醫療還有「幹細胞移植」，這是一種讓退化的膝關節軟骨再生，以抑制疼痛的療法。

為了維持皮膚或血液等細胞會不

斷汰舊換新的組織，幹細胞具有再次產生新細胞並加以補充的能力。幹細胞具有兩種能力，分別是分化能力（製造出皮膚、血液、神經、血管、骨骼、肌肉等細胞的能力）及自我複製能力（能夠自行分裂出具有相同能力的細胞）。

在使用幹細胞進行的再生醫療中，目前正在研究的是採用ES細胞或iPS細胞等多功能幹細胞（可以製造出人體各種細胞的細胞）進行的治療。然而，由於有倫理上的問題、抗拒反應、細胞癌化等危險性狀況，因此現階段尚未進展到實行階段。

目前已經實行在退化性膝關節炎治療中的，是一種利用「間質幹細胞」進行的軟骨再生療法。

間質幹細胞雖然是來自骨髓的非造血細胞，但不僅可以從骨髓中取得，也可以相對輕易地從脂肪或骨膜等組織中取得，而且不僅是成骨細胞或脂肪細胞，連軟骨細胞、肌細胞、神經細胞也都具有分化的能力。**由於使用的是患者本身的細胞，因此也不會有抗拒反應或副作用，且伴隨增殖而來的老化影響或分化能力衰退等情形也較少**，是此療法的一大特徵。

在所有培養幹細胞的治療中，有從肚子的脂肪採集間質幹細胞，培養後注入膝關節內的治療；也有從膝蓋的滑膜採集間質幹細胞，定期注入關節內；或針對半月板損傷進行內視鏡手術時，移植幹細胞的治療。

除此之外，採集軟骨細胞進行培養，促使缺損軟骨再生的**「自體培養軟骨移植」**研究也與時俱進，並已付諸實現。培養從患者本身軟骨取得的細胞，移植到膝蓋軟骨缺損的部位，藉此緩解疼痛等症狀。

這些再生醫療除了部分項目以外，在日本大多屬於自費醫療，必須由自己全額負擔。不同的醫療機構，收費也有大幅差異，一次PRP療法介於五萬到二十萬日圓（約新台幣一萬兩千元至四萬六千元間）不等，培養幹細胞治療則介於一百萬至三百萬日圓（約新台幣二十三萬元至七十萬元間）不等。法律規定醫療機構在進行再生醫療或製造特定細胞加工物時，必須呈報日本厚生勞動省（編按：類似台灣的衛生福利部）。考慮接受再生醫療者，請務必確認該機構已登記為「再生醫療等提供機構」，再接受診療。

（編按：不論是再生醫療或PRP療法，在台灣也屬於自費項目，施打次數需視患者個人症狀及患部修復狀況而定，每個人都不同，建議若有意施打，請先和主治醫師討論再進行。）

本書作者介紹

※ 依解說順序排列

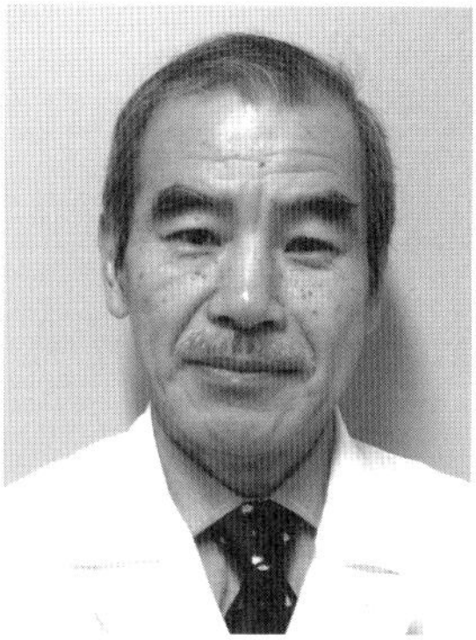

順天堂大學醫學系骨科學特聘教授
社會醫療法人社團順江會江東醫院理事長

黑澤尚

東京大學醫學系畢業後，曾任東京大學骨科助手、都立台東醫院骨科主任醫師。曾至美國哈佛大學布萊根婦女醫院進修，返國後先後擔任東京大學醫學系骨科講師、東京遞信醫院骨科部長、順天堂大學骨科主任教授、順天堂東京江東高齡者醫療中心副院長、順天堂大學醫學系骨科學特聘教授，現為社會醫療法人社團順江會江東醫院理事長。

1980年代初期，是首位在內視鏡下，完成膝部前十字韌帶損傷重建手術的世界紀錄保持者。1980年代後期，則提出「在家做運動可改善膝蓋痛並預防復發」言論，進而提倡「黑澤式膝蓋復健操」，此研究已經過世界實證，目前已成為治療膝蓋痛的標準方式。

黑澤尚醫師同時也是日本骨科學會骨科專門醫師暨評審員、日本骨科學會運動認證醫師、日本體育協會認證運動醫師、日本關節鏡、膝蓋及運動骨科學會名譽會員。專攻腰部、膝蓋等疾病及運動療法，包括關節痛、運動外傷、關節鏡手術。

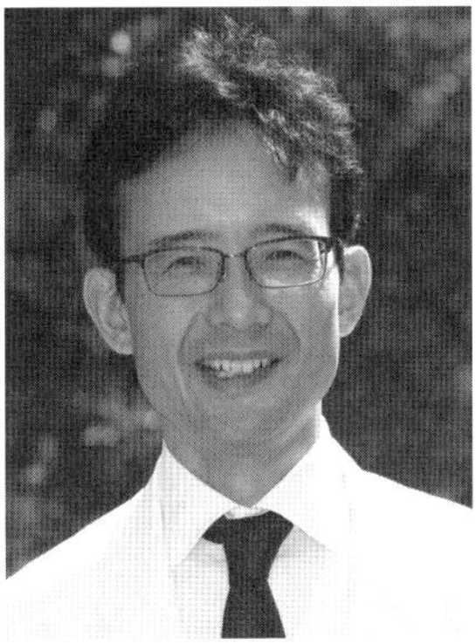

高知大學醫學系骨科教授

池內昌彥

高知大學醫學系畢業後，曾任高知大學教育研究部醫療學系准教授，2014年升任高知大學醫學系骨科教授。目前為日本關節鏡、膝蓋及運動骨科學會理事、日本關節病學會理事、日本運動系統疼痛學會理事。專攻關節病學、膝關節外科、運動醫學等治療，尤其專精退化性膝關節炎及關節痛。

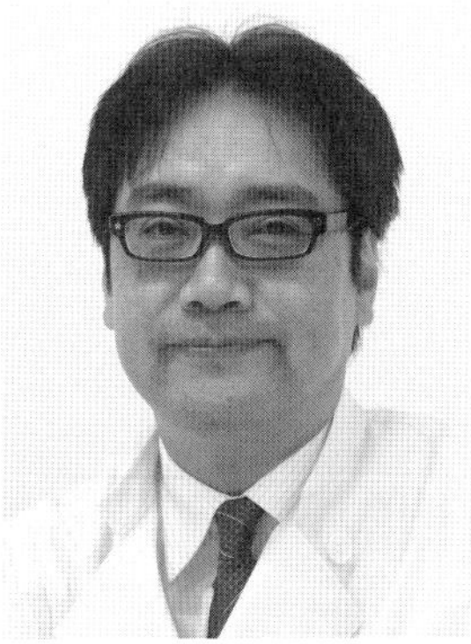

千葉大學研究所醫學研究院特聘教授

渡邊淳也

千葉大學醫學系畢業後，曾任千葉大學附屬醫院骨科醫師、東千葉醫療中心復健科部長等職位，2016年起擔任千葉大學醫學研究院特聘教授。目前為日本骨科學會專門醫師、日本骨科學會運動認證醫師、日本骨科學會風濕病認證醫師，及日本復健學會臨床認證醫師。

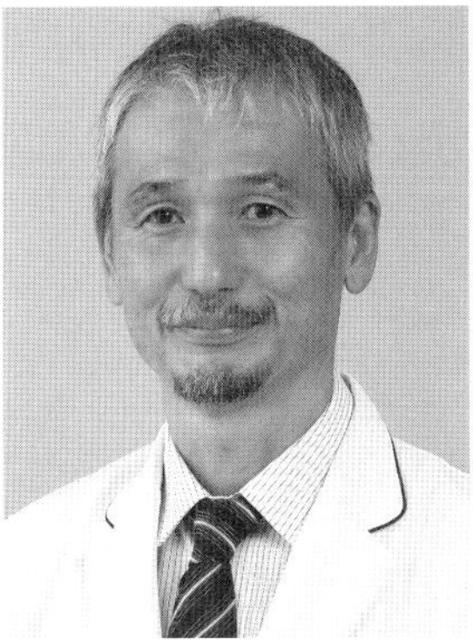

一宮西醫院人工關節中心長

巽一郎

大阪市立大學畢業後，曾擔任大阪市立大學醫學系骨科教授、大阪府立身體障礙者福祉醫院醫師、湘南鎌倉綜合醫院人工膝關節中心長等，2020年起擔任一宮西醫院人工關節中心長。曾在美國梅奧診所及英國牛津大學進修，學習最先進且對身體負擔較小的手術方式，目前為日本首屈一指且專精於「半置換手術」的醫師。

我不是故意的！成人也有ADHD

什麼是「注意力不足過動症」？

專業 ADHD 醫師陪你解決各種困擾，
找回穩定的生活方式。

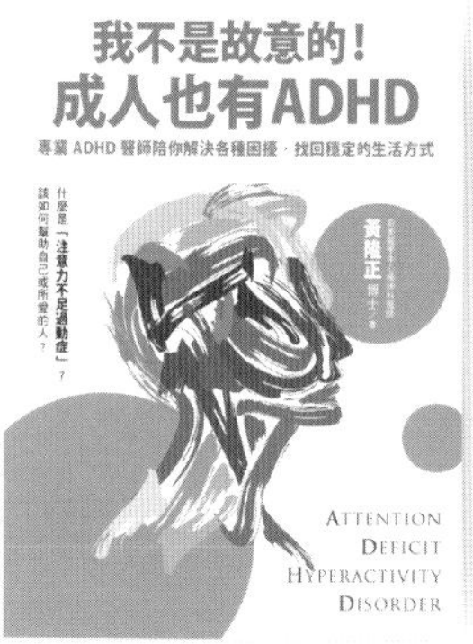

黃隆正◎著

我的疾病代碼是 F

即使沒有特別的原因，
也有可能得憂鬱症！

從不知所措到坦然面對，
與憂鬱、焦慮、輕微強迫症共處的真實故事

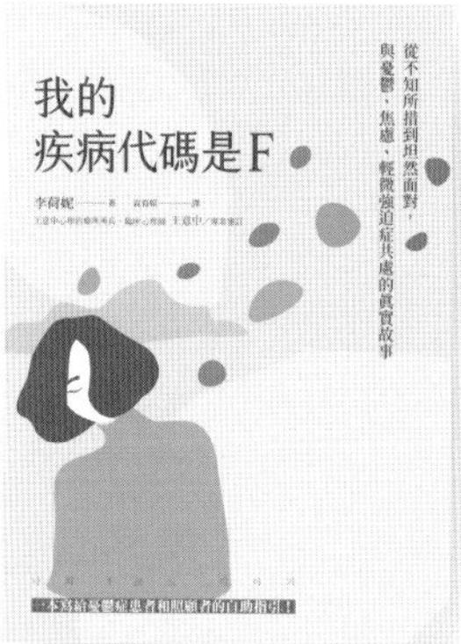

李荷妮◎著

給總是因為那句話而受傷的你

寫給那些在關係中筋疲力盡，
過度努力的人！

不再因為相處而痛苦難過，
經營讓彼此都自在的人際關係。

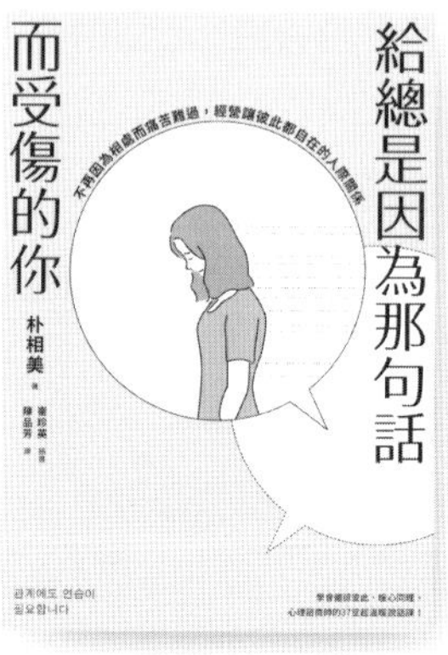

朴相美◎著

腰痛難民

好不了的腰痛，
可能是重大疾病的徵兆！

收錄腰痛伸展操，
4 個動作治好慢性腰痛！

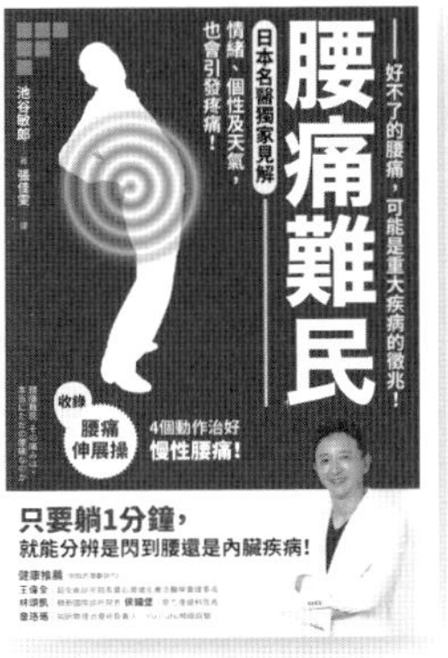

池谷敏郎◎著

免疫權威醫師每天都喝的抗病蔬菜湯

每天一碗，喝出最強免疫力！

5 種食材、倒水就好，
一鍋到底超方便！

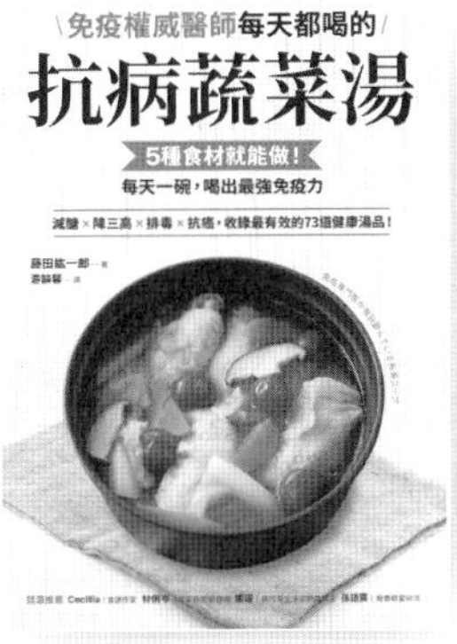

藤田紘一郎◎著

哈佛醫師的常備抗癌湯

每天喝湯，抗肺炎、病毒最有感！

專攻免疫力、抗癌研究的哈佛醫師，
獨創比藥物更有效的「抗癌湯」！

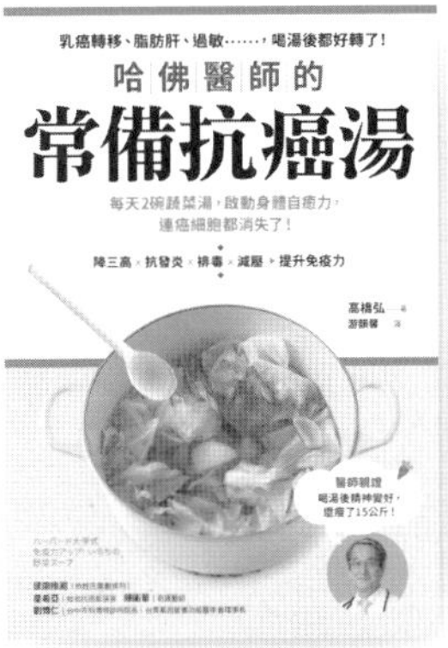

高橋弘◎著

健康力

膝蓋解痛全圖解

日本膝關節名醫教你10種護膝運動，在家就可消除膝蓋痛！

2022年6月初版 定價：新臺幣350元
2023年6月初版第三刷

著　者	黑澤尚
	池內昌彥
	渡邊淳也
	巽一郎
譯　者	劉格安
叢書主編	陳永芬
校　對	陳佩伶
內文排版	林婕瀅
封面設計	張天薪

出版者	聯經出版事業股份有限公司
地址	新北市汐止區大同路一段369號1樓
叢書主編電話	(02)86925588轉5306
台北聯經書房	台北市新生南路三段94號
電話	(02)23620308
郵政劃撥帳戶	第0100559-3號
郵撥電話	(02)23620308
印刷者	文聯彩色製版印刷有限公司
總經銷	聯合發行股份有限公司
發行所	新北市新店區寶橋路235巷6弄6號2樓
電話	(02)29178022

副總編輯	陳逸華
總編輯	涂豐恩
總經理	陳芝宇
社長	羅國俊
發行人	林載爵

行政院新聞局出版事業登記證局版臺業字第0130號

本書如有缺頁，破損，倒裝請寄回台北聯經書房更換。 ISBN 978-957-08-6319-2 (平裝)
聯經網址：www.linkingbooks.com.tw
電子信箱：linking@udngroup.com

「ひざ痛 変形性膝関節症自力でよくなる！ひざの名医が教える最新1分体操大全」（文響社）
HIZATSUU HENKEISEIHIZAKANSETSUSHOU ZIRIKIDE YOKUNARU!
HIZANO MEIIGAOSHIERU SAISHIN 1 PUN TAISO TAIZEN

Original Japanese edition published by Bunkyosha Co., Ltd., Tokyo, Japan
Complexed Chinese edition published by arrangement with Bunkyosha Co., Ltd.
through Japan Creative Agency Inc., Tokyo and KEIO CULTURAL ENTERPRISE CO.,LTD., Taipei

國家圖書館出版品預行編目資料

膝蓋解痛全圖解：日本膝關節名醫教你10種護膝運動，在家就可消除膝蓋痛！/黑澤尚、池內昌彥、渡邊淳也、巽一郎著．劉格安譯．初版．新北市．聯經．2022年6月．144面．14.8×21公分（健康力）
ISBN 978-957-08-6319-2（平裝）
[2023年6月初版第三刷]

1.CST：膝痛　2.CST：運動訓練　3.CST：健康法

416.618　111006833